大事 〈神经外科 科普书〉 头部

NEUROSURGICAL
POPULARIZATION

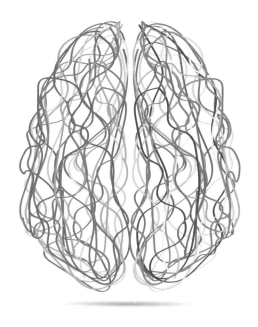

主 编
赵元立 康帅 郝强
副主编
赵曜 屈延 马驰原

中国轻工业出版社

## 图书在版编目（CIP）数据

头部大事：神经外科科普书／赵元立，康帅，郝强主编；赵曜，屈延，马驰原副主编. — 北京：中国轻工业出版社，2023.9

ISBN 978-7-5184-4492-2

I.①头… II.①赵… ②康… ③郝… ④赵… ⑤屈… ⑥马… III.①神经外科学—基本知识 IV.①R651

中国国家版本馆CIP数据核字（2023）第133593号

责任编辑：付 佳 巴丽华 责任终审：张乃柬 封面设计：伍毓泉
版式设计：梧桐影 责任校对：晋 洁 责任监印：张京华

出版发行：中国轻工业出版社（北京东长安街6号，邮编：100740）
印 刷：北京博海升彩色印刷有限公司
经 销：各地新华书店
版 次：2023年9月第1版第1次印刷
开 本：710×1000 1/16 印张：17
字 数：280千字
书 号：ISBN 978-7-5184-4492-2 定价：98.00元
邮购电话：010-65241695
发行电话：010-85119835 传真：85113293
网 址：http://www.chlip.com.cn
Email: club@chlip.com.cn
如发现图书残缺请与我社邮购联系调换
220642S2X101ZBW

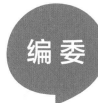

# 主审专家

王硕：首都医科大学附属北京天坛医院神经外科主任医生、教授、博士生导师。现任首都医科大学神经外科学院副院长、中华医学会神经外科学分会主任委员、中国卒中学会脑血管外科分会主任委员、中国医师协会神经外科医师分会常委，荣获卫生健康委员会"突出贡献中青年专家"称号，享受国务院特殊津贴。他长期从事脑血管病及颅内肿瘤的外科治疗，建立了微创神经外科技术平台及脑血管病复合手术技术平台。

毛颖：复旦大学附属华山医院院长、教授、博士生导师。教育部特聘长江学者，国家杰出青年科学基金获得者，享受国务院特殊津贴。现任中华医学会神经外科学分会候任主任委员，中国医师协会神经外科医师分会副会长，上海医学会神经外科专科分会名誉主任委员。他先后荣获卫生健康委员会"突出贡献中青年专家"、上海市"青年科技杰出贡献奖"等荣誉。他主要从事脑肿瘤、脑血管病临床和应用基础研究。

张建宁：天津医科大学总医院主任医生、教授、博士生导师。享受国务院特殊津贴。中华医学会神经外科学分会前任主任委员、天津市医师协会会长。完成各类神经外科手术4000余例，擅长神经创伤、神经肿瘤及脊髓脊柱疾病的诊断治疗，长期从事神经创伤研究，先后主持国家自然科学基金重点项目、国家自然科学基金重点国际合作项目等多项科研课题。获发明专利5项，并获得中国医生奖、天津市科技进步特等奖等多个奖项。

# 主编介绍

赵元立：首都医科大学附属北京天坛医院神经外科主任医生、教授、博士生导师。主持多项国家自然科学基金项目、国家科技攻关计划、国家科技支撑计划、国家神经系统疾病临床医学研究中心重要任务等国家级和省部级重大科研项目，3次获国家科技进步二等奖，2020年入选"国家百千万人才工程"。担任我国第一本神经外科英文期刊《中华神经外科杂志（英文）》编辑部主任。任中华医学会神经外科学分会委员会委员兼秘书。中国中西医结合学会神经外科专业委员会副主任委员。

康帅：首都医科大学附属北京天坛医院神经外科主任医生、副教授、硕士生导师。兼任中华医学会神经外科学分会秘书、中华医学会神经外科学分会青年委员会副主任委员。2006年在澳大利亚墨尔本阿尔弗雷德医院进修学习，2009年4月在美国菲尼克斯巴罗神经学研究所参观学习，2014年4月至2015年3月在美国加利福尼亚大学旧金山分校进修学习。曾获北京市优秀人才、教育部科技进步二等奖、国家科技进步二等奖等荣誉。

郝强：首都医科大学附属北京天坛医院神经外科副主任医生、副教授、硕士生导师。九三学社中央青年工作委员会委员。主持北京市自然科学基金、北京市医院管理中心培育计划，参与多项国家自然科学基金项目研究工作。曾荣获国家留学基金管理委员会访问学者公派留学项目资助。2021年荣获中华医学会医学科学技术奖三等奖，2022年荣获中国科学技术协会第一届青年科技论坛三等奖。

尊敬的读者朋友们：

大家好！在此非常高兴向大家介绍这本《头部大事：神经外科科普书》。科普的目的是传播科学知识，普及科学文化，为大众提供健康的生活方式和正确的健康观念。我们希望通过这本书，将神经外科的知识以更生动有趣的方式呈现给大家。

神经外科是医学的一个重要分支，它涉及人体的神经系统，包括大脑、脊髓、周围神经等。这个领域的研究与治疗直接关系到人类的生命健康和生活质量。由于神经系统较为复杂，许多患者及其家属对神经外科相关疾病的了解非常有限，这让他们在诊疗过程中产生了诸多困惑。

为了让更多的人了解神经外科的知识，我们将神经外科的基本概念、常见疾病、治疗方法、康复指导等内容以文字结合插画的形式呈现，力求以通俗易懂的方式讲解科普内容。我们希望通过这种方法，建立一个平易近人的科普平台，让读者在轻松愉快的氛围中学习到关于神经外科的知识。

这本书旨在普及有关神经外科的基本知识和医学原理，让更多人了解神经外科相关疾病的预防、诊断和治疗等方面的信息。我们希望这本书能够对患者及其家属、医学工作者以及广大读者产生积极的影响，希望它能成为神经外科对外知识普及的一扇窗。

最后，衷心感谢所有参与本书创作的作者、绘者及其他工作人员。正是你们的辛勤付出，才让这本科普书得以面世。同时，也感谢广大读者的支持和关注，希望这本科普书能为大家带来有益的知识和愉悦的阅读体验。

祝愿大家身体健康，生活愉快！

北京天坛医院赵继宗

2023年6月

欢迎阅读这本关于神经外科的科普书。神经外科是医学领域中非常重要的分支，涉及复杂的神经系统疾病的诊疗，对人类的健康和生命具有至关重要的意义。

然而，神经外科专业知识晦涩难懂，常常令人望而生畏。因此，中华医学会神经外科学分会青年委员会组织了一批临床经验丰富的神经外科专业医生，分主题为大众讲解本专业领域的相关医学内容，并将这些内容集结成此书。这本书以通俗易懂的方式讲解了神经外科的基本知识和常见疾病，同时结合生动有趣的插画，将专业的知识以大众爱看易懂的方式呈现出来，以便让专业的医学知识变得易于理解和接受。我们希望通过这本书，提高大众对神经外科相关疾病和治疗方式的认识并增进了解。

神经外科是一门复杂而又精细的医学专业，它涉及人体最为神秘和重要的部位——神经系统（包括大脑）。神经外科医生需要具备高超的手术技能和深厚的医学功底，才能治疗各种神经系统疾病，如脑肿瘤、脑出血、脊髓损伤等。他们的工作既需要专业的医学知识和良好的医德医风，也需要顶尖的医疗设备和密切的团队配合。

在本书中，我们将通过通俗易懂的文字和插画，向大家普及神经外科常见疾病的症状和治疗方法，介绍神经外科医生的工作内容，展示神经外科手术的过程和技术，等等。我们希望通过这种趣味讲解的形式，让读者轻松了解神经外科医学。

最后，祝大家阅读愉快。同时也希望本书能够对您有所启发和帮助。

中华医学会神经外科学分会青年委员会
2023年6月

# 目录 C O N T E N T S

**CHAPTER 1**

**基本知识**

| | | |
|---|---|---|
| 第一节 | 昏迷 | 14 |
| 第二节 | 脑死亡 | 16 |
| 第三节 | 颅内压与脑疝 | 18 |
| 第四节 | 血管内治疗 | 21 |
| 第五节 | 放射治疗 | 24 |
| 第六节 | 伽马刀 | 26 |
| 第七节 | 化学药物治疗 | 29 |
| 第八节 | 靶向治疗 | 32 |

**CHAPTER 2**

**解剖方面**

| | | |
|---|---|---|
| 第一节 | 大脑的组成 | 38 |
| 第二节 | 脑血液循环 | 40 |
| 第三节 | 血脑屏障 | 44 |
| 第四节 | 脑室系统 | 46 |
| 第五节 | 脑的保护系统 | 50 |
| 第六节 | 脊髓和脊柱的组成及功能 | 53 |
| 第七节 | 颅神经解剖 | 57 |
| 第八节 | 视力通路 | 61 |
| 第九节 | 语言通路 | 63 |
| 第十节 | 听力通路 | 67 |

**CHAPTER 3**

**辅助检查**

| | | |
|---|---|---|
| 第一节 | CT 和 MRI | 72 |
| 第二节 | 脑血管检查的金标准：DSA | 75 |
| 第三节 | CTA | 78 |
| 第四节 | CT 灌注成像 | 81 |
| 第五节 | 脑电图的基本原理和作用 | 83 |
| 第六节 | 放射的安全性 | 86 |

第七节 ▶ 放射的剂量 88

第八节 ▶ 造影剂 90

第九节 ▶ 高分辨率磁共振成像 92

第十节 ▶ 磁共振波谱成像 95

第十一节 ▶ 正电子发射断层成像 96

第十二节 ▶ 神经电生理检查 98

CHAPTER 4

**感染性
疾病**

第一节 ▶ 脑膜炎 100

第二节 ▶ 脑脓肿 103

第三节 ▶ 脑包虫病 107

CHAPTER 5

**脑血管
疾病**

第一节 ▶ 蛛网膜下腔出血 112

第二节 ▶ 颅内动脉瘤 116

第三节 ▶ 颅内海绵状血管畸形 120

第四节 ▶ 脑静脉畸形 123

第五节 ▶ 脑动静脉畸形 124

第六节 ▶ 烟雾病 129

第七节 ▶ 高血压性脑出血 132

第八节 ▶ 淀粉样变性脑出血 136

第九节 ▶ 自发性脑出血 138

第十节 ▶ 脑缺血概述 141

第十一节 ▶ 脑梗死 145

第十二节 ▶ 短暂性脑缺血发作 147

CHAPTER 6

**外伤**

第一节 ▶ 脑外伤后神经反应 152

第二节 ▶ 头皮血肿 154

第三节 ▶ 颅骨骨折 157

第四节 ▶ 脑挫裂伤 160

第五节 ▶ 外伤性脑内血肿概述 163

第六节 ▶ 外伤性硬膜外血肿 166

第七节 ▶ 外伤性硬膜下血肿 169

第八节 ▶ 外伤性脑梗死 171

第九节 ▶ 急救与转运 173

第十节 ▶ 外伤性寰枕脱位、寰枢椎脱位 175

CHAPTER 7
**颅脑肿瘤**

第一节 ▶ 颅骨骨瘤 ........................ 180

第二节 ▶ 颅骨血管瘤 .................... 182

第三节 ▶ 颅骨表皮样囊肿 ............ 184

第四节 ▶ 颅骨嗜酸性肉芽肿 ........ 185

第五节 ▶ 脑胶质瘤及其分级 ........ 187

第六节 ▶ 脑膜瘤 ........................... 190

第七节 ▶ 听神经瘤 ....................... 192

第八节 ▶ 垂体腺瘤 ....................... 193

第九节 ▶ 颅咽管瘤 ....................... 195

第十节 ▶ 拉克氏囊肿 .................... 198

第十一节 ▶ 血管母细胞瘤 ............ 200

第十二节 ▶ 颅内淋巴瘤 ............... 202

第十三节 ▶ 脊索瘤 ....................... 205

CHAPTER 8
**先天性疾病**

第一节 ▶ 蛛网膜囊肿 .................... 208

第二节 ▶ 脑积水 ........................... 210

第三节 ▶ 颅内脂肪瘤 .................... 212

第四节 ▶ 下丘脑错构瘤 ................ 213

第五节 ▶ 狭颅症 ........................... 215

第六节 ▶ 脑膨出 ........................... 217

第七节 ▶ 空泡蝶鞍综合征 ............ 220

CHAPTER 9
**功能性疾病**

第一节 ▶ 帕金森病 ....................... 224

第二节 ▶ 癫痫 .............................. 226

第三节 ▶ 疼痛的外科治疗 ............ 228

第四节 ▶ 立体定向脑活检 ............ 230

第五节 ▶ 斜颈 .............................. 233

第六节 ▶ 强直性痉挛 .................... 235

第七节 ▶ 神经血管压迫综合征 ..... 236

CHAPTER 10

**脊髓脊柱
疾病**

第一节 ▶ 总论 240

第二节 ▶ 椎间盘突出症 240

第三节 ▶ 椎管狭窄 242

第四节 ▶ 后纵韧带骨化 244

第五节 ▶ 寰枕畸形 245

第六节 ▶ 脊髓栓系综合征 247

第七节 ▶ 脊髓空洞症 248

第八节 ▶ 硬膜下/外血肿 250

第九节 ▶ 椎管内脊索瘤 251

第十节 ▶ 椎管内神经鞘瘤 253

第十一节 ▶ 脊髓胶质瘤 254

第十二节 ▶ 室管膜瘤 256

第十三节 ▶ 肠源性囊肿 257

第十四节 ▶ 脊髓畸胎瘤 258

CHAPTER 11

**周围神经
性疾病**

第一节 ▶ 面神经麻痹 260

第二节 ▶ 腕管综合征 261

第三节 ▶ 肘管综合征 263

第四节 ▶ 神经纤维瘤病 264

第五节 ▶ 糖尿病周围神经病变 266

# 1

CHAPTER

# 基本知识

# 昏迷

## 一、什么是昏迷

昏迷是指人体对内外环境不能够感知，由于脑功能受到高度抑制而产生的意识丧失和随意运动消失，并对外界刺激无反应的一种病理状态。临床表现为意识持续中断或完全丧失，唤醒困难，运动、感觉、神经反射障碍。

## 二、引起昏迷的原因

造成昏迷的病因，可以从不同角度进行分类。临床上主要分为颅内病变及颅外病变两大类。

**1. 颅内病变**

1）脑血管病：脑出血、大面积脑梗死、蛛网膜下腔出血、小脑梗死、脑干梗死等。

2）颅内占位性病变：脑肿瘤、脑囊肿等。

3）颅内感染：脑脓肿、脑炎、脑寄生虫病等。

4）颅脑外伤：脑震荡、脑挫裂伤、颅内血肿等。

5）癫痫：全身性强直性痉挛发作。

**2. 颅外疾病**

1）心源性昏迷：由于心脏功能异常引起的脑供血不足，导致脑缺血缺氧而引起的意识障碍。

2）代谢性脑病：肝性脑病、肺性脑病、肾性脑病、糖尿病相关性昏迷、低血糖昏迷、胰性脑病、甲亢危象、垂体性昏迷、黏液性水肿昏迷、电解质紊乱及酸碱平衡失调导致的昏迷等。

3）中毒性脑病：中毒性菌痢、中毒性肺炎、流行性出血热、伤寒、药物中毒、农药中毒、有害气体中毒、金属中毒、动物及植物毒素中毒导致的昏迷等。

## 三、昏迷的严重程度

**1. 浅昏迷**

患者意识大部分丧失，无自主运动，对声、光刺激无反应，对疼痛刺激尚可出现痛苦表情或肢体退缩等防御反应，角膜反射、瞳孔对光反射、眼球运动、吞咽等脑干反射可存在，肢体可呈伸直性去大脑强直。

### 2. 中度昏迷

对重度疼痛刺激可有反应，眼球无转动，呼吸、脉搏、血压等生命体征出现轻度变化。

### 3. 深昏迷

患者意识全部丧失，对强刺激无反应。肢体常呈松弛状态，无自主运动，脉速、血压下降，浅反射消失。

## 四、如何快速识别昏迷患者

轻拍患者肩部并大声呼喊，确定患者是否意识丧失，如不能唤醒，则考虑意识丧失。

可给予适当痛刺激（压迫眼眶上缘或痛刺激皮肤），观察其是否有逃避或反抗反应，如仍不能唤醒且反应较差，则基本确定患者陷入昏迷。

## 五、昏迷的诊断原则

### 1. 详细询问病史

了解患者既往患病、起病特点、诱因、伴随症状等。了解病史特点对于昏迷病因的诊断意义重大。

### 2. 检查

首选辅助检查为头部 CT 检查，其余常规检查包括血、尿、便常规，血糖、电解质检测，心电图等。

### 3. 格拉斯哥（Glasgow）昏迷量表评价

此评价是患者昏迷程度的首选标准。正常 15 分，8 分以下为昏迷，4~7 分的患者预后很差，3 分以下患者生存者罕见。

**格拉斯哥昏迷量表**

| 睁眼反应 | 自动睁眼 | 4 |
|---|---|---|
| | 呼唤睁眼 | 3 |
| | 刺激睁眼 | 2 |
| | 不能睁眼 | 1 |

续表

| | | |
|---|---|---|
| **语言反应** | 回答正确 | 5 |
| | 回答错误 | 4 |
| | 语无伦次 | 3 |
| | 仅有声叹 | 2 |
| | 不能言语 | 1 |
| **运动反应** | 按吩咐运动 | 6 |
| | 刺痛能定位 | 5 |
| | 刺痛时躲避 | 4 |
| | 刺痛时屈体 | 3 |
| | 刺痛时过伸 | 2 |
| | 肢体无活动 | 1 |

**4. 了解起病过程与病因的关系**

急骤发病多半是意外所致，如中毒、外伤、低血糖等。

## 六、昏迷的急救处理

1) 让患者平卧于空旷安全地带，松解衣领及腰带，头偏向一侧，清理口鼻呕吐物，保持呼吸道通畅，观察患者胸廓起伏程度，监测桡动脉搏动力度。

2) 根据患者的情况，随时准备做心肺复苏。

3) 及时拨打 120 急救电话，等待专业医务人员前来救援。

（屈延、陈明生撰文）

## 第二节 脑死亡

## 一、什么是脑死亡

脑死亡是包括脑干在内的全脑功能不可逆转的丧失。脑死亡以后，无论采取何种医疗手段都无法挽救患者生命。因此，与心脏死亡相比，以脑死亡为判断依据判定死亡更加科学、可靠、规范。

## 二、脑死亡的原因

脑死亡主要由原发性脑损伤（如脑外伤、脑出血等）和继发性脑损伤（心搏骤停、窒息、溺水等原因导致的脑缺血缺氧）引起。

## 三、脑死亡的症状

### 1. 深昏迷

对头面部疼痛刺激（枕骨大孔以上）无反应，如拇指压迫眶上切迹或针刺面部时肢体无反应。格拉斯哥昏迷量表评分 3 分。面神经及三叉神经病变时需特殊考虑。

### 2. 无自主呼吸

必须依靠呼吸机维持通气。判定自主呼吸停止，除根据肉眼观察胸、腹部有无呼吸运动外，还须通过自主呼吸激发试验证实。

### 3. 脑干反射消失

脑干反射包括：瞳孔对光反射、角膜反射、头眼反射、前庭反射、咳嗽反射。

## 四、脑死亡的诊断

昏迷原因明确（如脑外伤、脑出血、大面积脑梗死、心搏骤停、窒息、溺水等），排除各种可逆性昏迷（如中毒、体温≤32℃、肝性脑病、低血糖或高血糖、电解质及酸碱平衡紊乱），满足脑死亡临床症状者，符合以下 2 项检查结果，且复判（成人 6 小时后复判，1~18 岁儿童 12 小时后复判，29 天~1 岁内婴儿 24 小时后复判）仍符合判定标准，即可诊断为脑死亡。

1) 脑电图（EEG）：显示为全脑静息电位。

2) 正中神经短潜伏期躯体感觉诱发电位（SLSEP）：双侧 N9 存在和（或）双侧 N13 存在，P14、N18、N20 消失。

3) 经颅多普勒超声（TCD）：颅内前循环和后循环血流呈震荡波、尖小收缩波或脑血流信号消失。

## 五、脑死亡的治疗

脑死亡一旦确诊，等同于宣布临床死亡，没有临床措施可以逆转，因此脑死亡的确诊需要非常谨慎。判定脑死亡的医生需为从事临床工作 5 年以上的执业医生，仅限于神经内科、神经外科、重症医学科、急诊科、麻醉科、儿科（对于 29 天～18 岁儿童），并经过规范化脑死亡判定培训，取得相应资质，方可进行判定。同时需要至少 2 名临床医生在场，至少 1 名神经科医生，同时进行判定，意见一致，方可确诊。

## 六、总结

脑死亡可由原发性脑损伤及继发性脑损伤引起。

脑死亡须进行严格判定方可确诊。

一旦诊断为脑死亡，无法逆转，等同于临床死亡。

（屈延、田博撰文）

## 第三节 颅内压与脑疝

### 一、什么是颅内压

人体内密闭腔隙会形成一定压力，如血管内的血压、腹腔内的腹压、眼球内的眼压。颅腔内容物有脑组织、脑脊液、血液，它们对颅腔壁上所产生的压力，称为颅内压或脑压。通常以脑脊液（存在于脑室和蛛网膜下腔的一种无色透明液体）的静水压代表颅内压。正常情况下，成人颅内压为 70～200 毫米水柱，儿童的会低一些，为 50～100 毫米水柱。

### 二、什么是颅内压增高和脑疝

颅内压超过正常参考范围即可认为是颅内压增高（颅内高压），颅内压增高不是单一性疾病，而是一种综合征，是很多脑部疾病和外伤的重要表现之一。产生颅内高压的原因主要是颅腔内容物的增多，如脑水肿、颅内占位性病变（颅内肿瘤、血肿、脓肿及肉芽肿等）、脑脊液增多（脑积水）、颅内血容量增多（脑血管扩张），也可见于颅腔体积减小（狭颅症）等所致。颅内压增高是诱发脑疝的直接原因。颅内压增高患者的典型表现为头痛、喷射性呕吐和视乳头水肿。

在医学中，疝是指体内器官或其一部分由于一些原因（多为压力较高、组织较薄弱等）离开其正常的解剖位置。顾名思义，脑疝就是在颅内高压的情况下，脑组织移位至邻近解剖区域，使脑内重要的组织、结构受压而产生的一系列症状。脑疝最典型的两种类型是枕骨大孔疝和小脑幕切迹疝。

### 1. 枕骨大孔疝（小脑扁桃体下疝）

枕骨大孔疝是指由于小脑扁桃体和延髓经过枕骨大孔被推挤进颈椎管内形成的疝。本病可致脑干缺氧，所以瞳孔会产生忽大忽小的变化；另外，因为延髓的呼吸中枢受损严重，患者早期就可因突发呼吸骤停而死亡。枕骨大孔疝的患者生命体征紊乱出现得较早，而意识障碍则较晚出现。

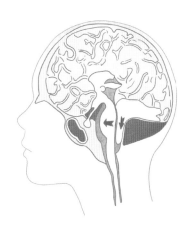

枕骨大孔疝

### 2. 小脑幕切迹疝（颞叶钩回疝）

小脑幕切迹疝是指由于颞叶内侧的海马钩回通过小脑幕裂孔被推至幕下所形成的疝。病变初期，由于患侧动眼神经受刺激，可导致患侧瞳孔缩小；随着病情发展，患侧动眼神经麻痹，可见患侧瞳孔逐渐散大，对光反射消失；病程晚期，由于脑干供血不足，致其内的动眼神经核功能丧失，会使双侧瞳孔均出现散大。另外，小脑幕切迹疝患者病变对侧肌力减弱、麻痹，病理征阳性，甚至出现去大脑强直。与枕骨大孔疝不同，该病患者呼吸骤停出现较晚。

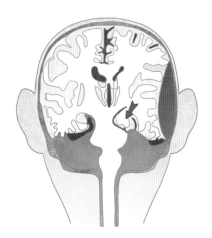

小脑幕切迹疝

临床上可以通过瞳孔大小的变化、肌力情况和呼吸衰竭发生的早晚来鉴别二者。

## 三、脑疝形成的原因

任何能够使颅内压增高的因素都可以成为脑疝的病因：各种颅内血肿；颅内占位性病变，如颅内肿瘤、脓肿和寄生虫；大面积脑梗死；医源性因素，如对颅内高压患者进行腰穿，会使颅腔和脊髓腔内的压力差增大，进而发生脑疝。

## 四、颅内压增高的治疗

颅内压增高和脑疝治疗的核心问题，就是纠正或治疗导致颅内压增高的原因。此外，还可通过减少颅腔内容物的方式降低颅内压。

1）减少脑组织含水量。静脉输注甘露醇或高渗盐水，降低神经细胞和脑组织含水量。

2）减少脑脊液量。脑室外引流或腰大池引流脑脊液。

3）减少脑血流量。轻度过度换气，收缩脑血管，减少颅内血流量；抬高床头、避免颈静脉受压，增加脑静脉回流，减少颅内血流量。

4）扩大颅腔容积。去骨瓣减压术。

## 五、脑疝的治疗

由于脑疝对生命有严重威胁，发生脑疝后，要尽快、尽早进行救治。颅内高压是脑疝发生的主要原因，所以降低颅内压是治疗脑疝的关键措施。除此之外，紧急情况下可以立即静脉滴注 20%甘露醇，同时进行头部 CT 检查，明确颅内高压的病因，并做进一步针对性处理。

## 六、总结

颅内压超过正常参考范围即可认为是颅内压增高，颅内高压典型的"三主征"分别是头痛、喷射性呕吐和视乳头水肿，其治疗方式主要在于纠正或去除病因，减少颅腔内容物或增加颅腔容积。枕骨大孔疝和小脑幕切迹疝是威胁患者生命最常见的两种脑疝。

（陈心、米良撰文）

## 第四节　血管内治疗

### 一、什么是血管内治疗

血管内治疗是一种建立在数字减影血管造影（Digital Subtraction Angiography，DSA）基础上的介入治疗技术。通俗来说，血管内治疗是一种通过微创手段，用穿刺针经皮肤穿刺进入血管之后建立通道，然后利用专门的介入器械（如导管、导丝等）经由血管内通道深入病变的内部结构，利用造影剂和 X 射线成像系统生成单纯血管影像，进行血管内的疾病诊断和干预治疗。随着对疾病的认识深入、介入技术的不断发展，血管内治疗因其独特的优势，越来越得到重视，在多学科中发展迅猛。

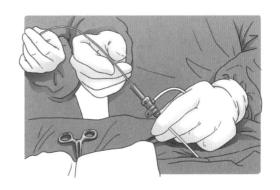

血管内治疗

### 二、血管内治疗的发展历史

血管内治疗的历史最早可以追溯到 1904 年，道班（Dawbarn）利用石蜡和凡士林注入颈外动脉，为恶性肿瘤进行术前栓塞。1930 年，布鲁克斯（Brooks）切开颈内动脉，利用带线肌肉条栓塞颈内动脉海绵窦瘘。随后狄贞迪（Djindjian）于 20 世纪 60 年代末 70 年代初开创了对颈外动脉的超选择造影和选择性脊髓血管造影技术，为后续血管内治疗技术奠定了基础。20 世纪 70 年代初，随着球囊导管技术的发展，血管内治疗的领域更加广阔，1967 年理查森（Richarson）首先使用不可脱性球囊导管实施颈内动脉血栓取出术。谢尔比年科（Serbinenko）于 1971 年利用可脱性球囊治愈了大量的颈内动脉海绵窦瘘，并保持了动脉通畅。1972 年扎内蒂（Zanetti）报道使用液体栓塞剂-α-氰基丙烯酸异丁酯（IBCA）以及后来合成的-α-氰基丙烯酸正丁酯（NBCA）治疗脑栓塞、脊髓动静脉畸形和动静脉瘘取得初步成果，其中能在病变中铸型并具有一定可控性的 NBCA 至今仍是

较为理想的栓塞材料。1975 年德布兰
（Debrun）应用同轴导管使球囊解脱更
加方便和安全。1976 年克贝尔（Kerber）
创造了可脱性球囊导管，使颅内超选择
造影及栓塞治疗技术得以发展。1980 年
穆兰（Mullan）实施了第一例颈动脉狭
窄成形术，1989 年球囊扩张支架首次应
用于颈动脉狭窄治疗。1991 年古列尔米
（Guglielmi）设计了电解可脱弹簧圈

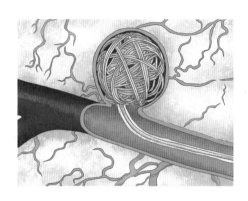

球囊导管技术

（GDC），1992 年莫雷特（Moret）设计了机械解脱弹簧圈（MDC），它们可通
过微导管、导丝操纵完全进入动脉瘤腔内以闭塞动脉瘤，同时保持载瘤动脉血流
通畅，这被认为是一项革命性改进，使神经介入医学的发展真正达到了可控阶
段。随后支架及密网支架在颅内动脉瘤的应用更是让此项技术得到广泛应用。
1996 年，第一例颅内支架成形术应用于颅内动脉狭窄治疗，随后的 10 年内，球
扩式支架、药物洗脱支架、颅内专用自膨胀式支架相继面世。2015 年，急性大血
管闭塞性缺血性脑卒中取栓治疗的春风更是席卷全球，极大程度上改善了脑卒中
患者的临床预后，成为急性脑梗死患者的福音。

### 三、血管内治疗在神经外科的应用

我国于 20 世纪 80 年代陆续开展神经外科血管内治疗技术。近几十年来，神
经介入学飞速发展，已成为一门非常成熟的学科。血管内治疗在神经外科广泛应
用，适用血管内治疗的神经外科疾病有以下几方面。

#### 1. 脑血管疾病

脑血管疾病是常见病、多发病，发病率、死亡率和致残率高，是人类三大死亡
原因之一。常见脑血管疾病包括急性缺血性脑卒中、颅内外动脉狭窄、脑动静脉畸
形、颅内动脉瘤、硬脑膜动静脉瘘、颈动脉海绵窦瘘、脑静脉窦血栓、烟雾病等。

#### 2. 脊髓血管疾病

包括脊髓动静脉畸形、硬脊膜动静脉瘘、髓周动静脉瘘等。

#### 3. 脑肿瘤

包括颅内恶性肿瘤的选择性化疗、富血运颅内肿瘤的术前栓塞等。

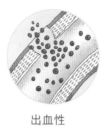 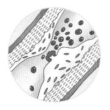

出血性 　　　　　　　　缺血性
（脑血管破了）　　　　　（脑血管堵了）

两种脑血管疾病

## 四、血管内治疗的最新发展

近 10 年，血管内治疗在神经外科的许多方面取得了可喜的进步和突破。材料的不断创新伴随相关技术的不断发展，使颅内动脉瘤的介入治疗变得更加简单和安全；理念的更新使得颅内动脉瘤由传统的血流重建向血流重构转变，更多动脉瘤能够获得完全栓塞，更多复杂动脉瘤能够在保留载瘤动脉血流的基础上获得栓塞。目前已有研究证实，血管内治疗破裂动脉瘤比传统开颅夹闭手术更具优势。

急性脑卒中的血管内治疗经历了里程碑式发展，全球顶尖研究显示，对于急性脑卒中患者，取栓治疗明显优于静脉溶栓治疗，合适的筛选能够使更长发病时间的患者通过手术获益。在脑动静脉畸形的介入治疗领域，随着新材料、新技术的不断发展，通过动脉入路或者静脉入路进行脑动静脉畸形治愈性栓塞已变得越来越可行。而通过术中电生理监测，以及随着复合手术的推广，介入栓塞的方式也变得越来越安全可控。在颅内外狭窄方面，随着医学影像、治疗器械、治疗技术的不断创新，血管内治疗在提高治疗安全性的同时也正在不断向个体化治疗发展。

## 五、总结

血管内治疗的进步既是历史偶然，又是科学发展的必然，它建立在影像学技术、材料学技术、工程学技术不断发展的基础之上。其治疗理念也符合未来医学发展的趋势：个体化、精准化、微创化。血管内治疗的未来必然有更加广阔的天地，为广大患者及其家属带去福音。

（杨鹏飞撰文）

# 放射治疗

## 一、什么是放射治疗

放射治疗简称"放疗"，是治疗肿瘤主要手段之一，它是利用放射线杀死癌细胞使肿瘤缩小或消失来治疗肿瘤。放射线破坏照射区（靶区）的细胞，使这些细胞停止分裂直至死亡。放疗的目的是尽最大努力杀死癌细胞，同时保护正常组织。

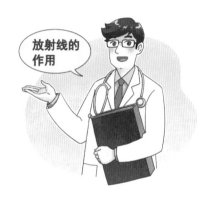

放疗

## 二、为什么要放疗

由于肿瘤的生长表现为浸润性生长，除肉眼可见的大体肿瘤，常有一些需要显微镜才能发现的亚临床病变，这些病灶有时难以切尽，成为复发的根源。还有一些癌细胞在手术中黏附在医生的手套或手术器械上，继而种植在手术创面或切口上，为日后的复发埋下隐患。术后的放疗可以消灭这些显微病变，减少日后肿瘤复发的机会。

## 三、神经系统放疗的适应证

1）颅内良性肿瘤，手术全切者，基本上不做术后放疗（部分星形细胞瘤除外）。

2）未能彻底切除的良性肿瘤，以及全切除和次全切除的恶性肿瘤患者均应给予术后放疗。故而术后放疗已经成为颅内肿瘤治疗的重要手段之一。

3）位于中脑、脑桥、皮质运动区等手术危险区者，以及手术探查无法彻底切除的肿瘤可使用放疗。

4）术后局部复发进行单纯放疗。但囊性病变或某些脑膜瘤患者则应考虑再次手术治疗。

5）不宜手术治疗且对放疗敏感的颅内肿瘤，如髓母细胞瘤、松果体瘤、多发性转移性脑肿瘤。

## 四、神经系统肿瘤放疗方式有哪些

1）全脑放疗：采用俯卧位，一般采用二野对穿照射。

2）局部放疗：尽量采用多野，有条件者采用适形调强放射治疗，最大限度提高肿瘤部位的照射剂量，尽可能保护正常脑组织等。

3）立体定向放疗：采用等中心旋转照射技术，将高能射线在空间三维集束于某一局限性病变靶区，进行单次或分次大剂量照射，使病变发生不可逆转的生物损毁，而周围正常组织因迅速地剂量衰减得到有效保护，达到类似于外科手术的效果，被称之为"刀"。

## 五、放疗中常用的放射线有哪些

放疗中使用的放射线主要有三类：放射性同位素放出的 α、β、γ 线；X 射线治疗机和各类加速器产生的不同能量的 X 射线；各类加速器产生的电子束、快中子、质子束及其他重粒子束等。

## 六、神经系统肿瘤放疗的不良反应

脑肿瘤放疗后，因患者的个体差异会产生不同的不良反应。如脱发，放射线照射相应区域，头皮也会受到影响，从而影响毛囊，导致头发脱落。同时，脑部放疗还可导致脑水肿、放射性脑坏死、肾上腺皮质功能减退、性腺功能减退、甲状腺功能减退（甲减）、视神经和视交叉神经损伤、嗜睡、记忆力下降、脑神经麻痹等。

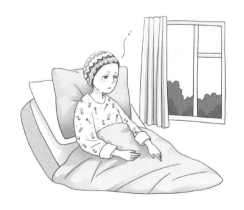

放疗的不良反应

## 七、放疗需持续多长时间

进行一次放疗需要的时间并不长，一般情况下几分钟即可完成，情况复杂时需要的时间较长，但一般不超过半小时。放疗一般每天都需要进行，放疗疗程需要根据患者的病情而定，少则 3~5 周，多则 6~7 周。

## 八、总结

放疗是治疗神经系统肿瘤的重要方法之一，通过放疗，可以减少肿瘤的复发，减缓肿瘤的生长，延长患者的生存时间。

（刘祺撰文）

## 第六节　伽马刀

### 一、什么是伽马刀

伽马刀的学名是伽马射线头部立体定向放射外科治疗系统，专用于颅脑疾病的治疗，是一种非侵入性治疗方法。发明人是诺贝尔生理学或医学奖评审单位、世界顶尖医学院——瑞典卡罗林斯卡学院神经外科医生拉尔斯·雷克塞尔（Lars Leksell）教授。

尽管它的名字叫作"刀"，却与医生手中的手术刀不同。它的原理就像用放大镜聚焦阳光，将 201 颗（根据仪器的不同，此数量略有差别）钴源发出的 201 条伽马射线以亚毫米级的精度聚焦在几何中心点，形成极高的剂量照射于病灶，对颅内深部的病变进行多角度、大剂量照射，达到病灶损毁的不可逆生物效应。每一束射线能量很低，不会伤害经过路径上的脑组织。

它虽然不是真正的刀，却同样锋利，可以悄无声息地进入大脑深部，严丝合缝地切除病灶，其照射治疗的范围与正常组织界限非常清晰，边缘如刀割一样，所以才被形象地称为"伽马刀"。

伽马刀是一项十分成熟的技术，应用于颅脑疾病的临床治疗已经半个多世纪，从手动系统到半自动，从半自动到全自动智能化平台，直至带有锥形束 CT 图像引导的高度精确化系统。国内外很多顶级的神经外科中心和肿瘤中心都选择伽马刀，临床治疗适应证和疗效已经得到充分验证和广泛认可。Leksell 伽马刀被业内公认为立体定向放射外科的金标准。

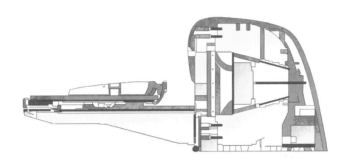

Leksell 伽马刀剖面图

## 二、伽马刀的用途及治疗时机

伽马刀可以用于治疗很多颅内疾病，包括良、恶性肿瘤，血管性疾病和功能性疾病等，主要适应证如下：①颅内良性肿瘤，包括听神经鞘瘤、垂体腺瘤、脑膜瘤等；②颅内恶性肿瘤，包括神经胶质瘤、颅内多发性转移瘤、神经系统淋巴瘤等；③开颅手术后残存的肿瘤；④颅内血管畸形，包括脑动静脉畸形、颅内海绵状血管瘤等；⑤功能性疾病，包括三叉神经痛、特发性震颤、癫痫、顽固性疼痛等；⑥某些五官科肿瘤，包括鼻咽癌、窦腔肿瘤、眼眶内及眼底的肿瘤等。

体积较小且未引起任何临床症状的肿瘤、位于重要脑功能区不适宜手术（或患者拒绝接受手术）的肿瘤、术后残留或复发的肿瘤均是伽马刀治疗的适应证，特别是对于高龄、身体条件差等不具备手术条件的患者，伽马刀可作为很好的姑息性保守治疗方法。对于手术后残留的肿瘤，一般需要在术后 1~3 个月，患者得到一定程度恢复且手术造成的影响基本消失时进行。上述情况均需向专业的神经外科专家和伽马刀专家咨询后，决定是否进行伽马刀治疗以及何时进行。

### 三、伽马刀治疗的优势

伽马刀治疗具有其独有的优势。

1) 治疗简便：治疗前后不用特殊准备及用药；不受饮食和活动限制；不用像手术需要剃发及全麻；单次治疗一般可在半日内完成；住院时间短，甚至可在门诊完成治疗（国内外大部分治疗中心），而普通放疗通常需要 3～4 周。

2) 治疗范围精确，安全性高：治疗全过程均由计算机控制，疗效确切、精准，对正常组织影响小，对位于传统手术禁区的病变也可进行治疗。

3) 无明显禁忌证：治疗不受年龄、身体状况（如高血压、心脏病、糖尿病等并存病）的影响，尤其适合不能耐受手术或麻醉者，并可一次性对多发病灶进行治疗。

4) 治疗风险低：无手术可能出现的麻醉意外、出血及感染等严重风险。

### 四、伽马刀治疗的流程

在伽马刀治疗的前一晚，患者可进行头部清洁，不用剃发。在治疗当天，患者可正常早餐。

**1. 固定立体定位框架**

医生在对固定点皮肤进行局部麻醉后，使用颅钉将特殊材质制成的定位框架固定在患者的头上；因肿瘤的部位不同，定位框架的位置可能稍有差别。

**2. 影像学扫描（CT 或 MRI）**

患者进入影像检查室，根据病变的性质，进行相应的定位扫描。

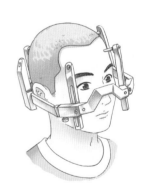

佩戴定位框架

**3. 制订治疗计划**

定位扫描获得的图像将通过网络或其他方法（光盘）传输到专业的伽马刀工作站，神经外科、肿瘤学和放射科医生将共同为患者制订出最优化及个体化的治疗计划（包括确定病变部位和数量，最终治疗剂量，以及对正常组织的保护措施）。

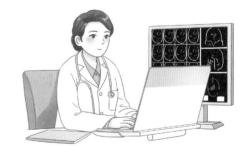

制订治疗计划

**4. 实施治疗**

此时患者将进入特殊屏蔽的治疗室接受治疗。治疗时，患者平躺于治疗床上。除头部固定不能移动外，身体其他部位均可以进行适当的活动，以保持舒适。整个治疗过程中患者没有任何疼痛感，并始终处于意识清醒状态。

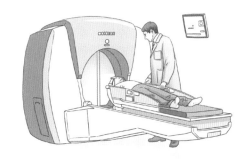

患者治疗体位

**5. 卸掉立体定位框架**

治疗结束后，患者头部的定位框架将被拆除，头部固定点伤口将进行妥善包扎和处理。完成上述全部过程需要 2～4 小时。

## 五、伽马刀治疗效果的评价

伽马刀治疗的放射生物学效应需要一段时间才能逐渐体现。因此伽马刀治疗效果的评价通常在治疗后的 3～6 个月进行，条件允许时应定期复查。伽马刀治疗后可能出现并发症或肿瘤复发等情况，及时复查可尽早发现上述情况，及时采取相应措施。因此复查是伽马刀治疗非常重要的一部分。

（刘晓民撰文）

---

**第七节　化学药物治疗**

## 一、什么是化学药物治疗

化学药物治疗简称化疗，是利用化学药物杀死癌细胞、抑制癌细胞的生长繁殖、促进癌细胞分化的一种治疗方式，化疗对颅脑原发性肿瘤灶/转移灶和亚临床转移灶均有治疗作用，但是化疗在杀伤癌细胞的同时，也会将正常细胞一同杀灭，所以化疗是一种"玉石俱焚"的治疗方法。

## 二、为什么要化疗

手术治疗不能清除已经进入血液的癌细胞，并且无法完全切除远处转移的癌细胞，而放疗仅作用于放疗区域，对于转移的癌细胞也没疗效，而化疗药物可经血液循环到达全身，杀死手术和放疗无法接触到的癌细胞，因此适用于各期肿瘤患者。

## 三、神经系统肿瘤用什么类型的化疗

这取决于患者所患的肿瘤类型、肿瘤播散程度及患者整体的身体健康状况。患者情况各不相同，治疗应是针对每位患者专门设计的，以便使治疗收益最大化。建议患者选择正规医院，接受正规手术、放疗、化疗等系统化综合治疗。

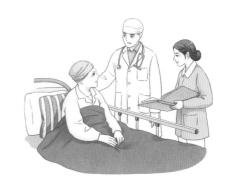

谨遵医嘱，坚持治疗

## 四、神经系统肿瘤的化疗方式有哪些

1）姑息化疗：减轻痛苦、缓解并发症、提高生存质量、延长生命。

2）根治性化疗：达到治愈目的，用于化疗敏感（效果较好）肿瘤。最后通过自身免疫机制或生物治疗达到治愈。

3）辅助化疗：术后、放疗后化疗。消灭残存病灶及亚临床病灶。术后 2 周左右开始。

4）同步化疗：放疗和化疗同时进行，提高治疗敏感性与疗效。

## 五、如何化疗

一些化疗药物是以片剂的方式口服，另一些是经肌肉注射或皮下注射的，还有脊髓腔内注入（鞘内注射）的，但更常用的是静脉滴注。一般是数种药物同时应用。化疗药物对于手脚等部位的外周血管有损伤，且化疗期间通常需要长时间、大量液体输入，为避免注射部位疼痛、局部组织坏死、栓塞性静脉炎等并发症，一般采取深静脉埋管滴注，如 PICC 置管、深静脉置管等。

## 六、神经系统肿瘤化疗的不良反应

1) 身体虚弱：可出现周身疲乏无力、精神萎靡、出虚汗。

2) 免疫功能下降：化疗药物可损伤免疫防御系统，导致免疫功能下降或缺陷。大部分抗肿瘤化疗药物有免疫抑制作用，可谓"杀敌一千，自损八百"。

3) 造血细胞抑制：大多数化疗药物都会引起造血细胞抑制，表现为白细胞和血小板数量下降，甚至红细胞数量下降，使患者出现头晕等贫血症状。

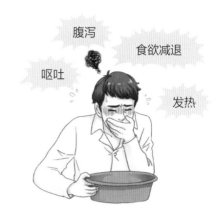

化疗的不良反应

4) 消化障碍：食欲下降、恶心、呕吐、腹胀、腹痛、腹泻、便秘等。

5) 炎症反应：可出现发热、头晕、头痛、口干、口舌生疮等。

6) 部分患者可出现心脏、肝、肾、肺、膀胱等异常不适。

7) 神经系统症状：部分患者可出现肢端麻木、感觉迟钝等。

8) 过敏反应。

## 七、化疗需要持续多长时间

化疗药物常以周期给予，每个周期含有治疗期和间歇期两个时间段，治疗期是在医院通过口服、输液等方式使用药物的时间段；间歇期需要进行血细胞分析，监测白细胞、血小板等，此期间可能需要服用对症药物，帮助患者修复受损细胞，并刺激白细胞生成，缓解化疗产生的不良反应。间歇期通常为 3 周或 4 周，也可以更长，这取决于药物类型、应用，更取决于肿瘤的病理类型。

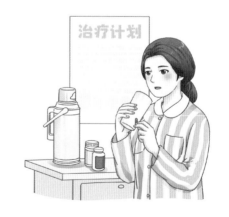

化疗期间需要服用对症药物

## 八、总结

化疗是治疗神经系统恶性肿瘤的重要方法之一，通过化疗，可缓解痛苦，减缓肿瘤的生长，延长生存期。

（刘晓民撰文）

## 第八节 靶向治疗

### 一、什么是靶向治疗

如果将恶性肿瘤比作一把锁，靶向治疗就是开启这把锁的钥匙，而寻找这把钥匙最有效的方式是基因检测。通过基因检测可以找到已经被确认为某种肿瘤的致癌位点（肿瘤细胞内蛋白分子、基因片段或者血管生成的微环境），设计使用相应的药物予以针对性的治疗。当前，脑胶质瘤临床靶向治疗包含三个方面：被动靶向、一级靶向和二级靶向。总体思路是使药物进入体内后，能特异地选择致癌位点并与之结合而发生杀瘤作用，使癌细胞特异性死亡，而正常组织因不表达或者极低表达这些靶点免受影响。

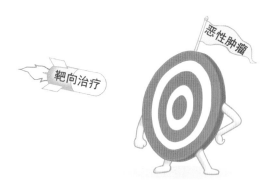

靶向治疗用于治疗恶性肿瘤的抽象示意图

## 二、用于靶向治疗的药主要有哪些

主要分为单克隆抗体（单抗）和化学小分子。单抗的化学本质是大分子蛋白质，能和细胞膜上的跨膜蛋白的胞外部分结合，从而切断细胞信号，阻止肿瘤细胞增殖。化学小分子如替尼类药物的化学本质是一类小分子有机化合物，能够透过细胞膜进入细胞内部，再结合传导细胞信号的特异性蛋白，进而阻止蛋白质的磷酸化，最终切断细胞信号的传导通路。

## 三、哪些肿瘤可以进行靶向治疗

进入 21 世纪以来，尽管手术、放疗和化疗针对恶性肿瘤治疗取得了进步，但是对于颅内大多数恶性肿瘤如胶质瘤、间变性脑膜瘤、转移瘤等，疗效仍不理想。尤其是常见的恶性神经胶质瘤，具有高度恶性、高发病率、高复发率、高致死致残率等特点，仍是神经外科极具挑战性的难题。

### 1. 胶质母细胞瘤

是一组高度异质性肿瘤，起源于神经胶质干细胞或祖细胞。该病发病率随年龄增长而增加，通常男性更易受影响。该病的危险因素主要为遗传易感性和辐射暴露。目前，手术+放疗+化疗的综合治疗手段是主要治疗策略，但预后仍不理想。该策略对新诊断患者的中位生存期仅为 13 ~ 16 个月，无进展生存期（PFS）为 5 ~ 8 个月。复发患者的预后更差，中位生存期仅为 3 ~ 9 个月，且疾病进展后的挽救疗法极少，靶向治疗成为一个发展方向。

目前，大多数靶向治疗是从酪氨酸受体激酶、细胞周期调控和对凋亡敏感性的诱导多个角度设计靶向药物。包括：①针对肿瘤血管的，如血管内皮生长因子抗体——贝伐单抗，能延长无进展生存期，但没有延长总生存期；②针对细胞周期的，如 PI3K（一种胞内磷脂酰肌醇激酶）、蛋白激酶 B（Akt）/哺乳动物雷帕霉素靶蛋白（mTOR）、p53（人体抑癌基因）和视网膜母细胞瘤（Rb）通路、表皮生长因子受体（EGFR）基因扩增或突变的靶向治疗，均未能改善转归（病情的转移和发展）；③针对免疫细胞和肿瘤微环境的单核细胞、巨噬细胞、小胶质细胞或 T 细胞，如 PD-1、B7-H3 等，在胶质母细胞瘤治疗中显示了良好前景；④其他，少见的亚群表现出的可用于靶向干预的特定靶点，如 BRAF 基因突变、NTRK（神经营养酪氨酸受体激酶）、FGFR、融合基因以及 MET（一种肝细胞生长因子受体）等。

## 2. 淋巴瘤

如弥漫性大 B 细胞淋巴瘤（DLBCL），是成人淋巴瘤中最常见的亚型，具有异质性和侵袭性。目前，中枢 B 细胞淋巴瘤可使用 CD20 单抗（如利妥昔单抗），但由于其高度异质性，仍有 1/3 的患者出现复发或难治的情况，且治疗高危患者收效甚微。近年来，mTOR 受体抑制剂、免疫抑制剂及 BTK 抑制剂等有望取得突破。

## 3. 转移瘤

包括表皮生长因子受体（EGFR）突变型和 ALK（一种间变性淋巴瘤激酶）基因融合的两类非小细胞肺癌（NSCLC）均易出现脑转移，而靶向治疗改变了这两类脑转移瘤的治疗模式。

针对前者，治疗的抗体包括第一代（如吉非替尼、厄洛替尼及盐酸埃克替尼）和第二代（如阿法替尼、达克替尼）酪氨酸激酶抑制剂（EGFR-TKI），可有效控制 EGFR 突变型非小细胞肺癌脑转移，但血脑屏障穿透力有限，最终导致耐药。近年来，第三代 EGFR-TKI 如奥希替尼，具有较强的血脑屏障穿透能力，能显著延长患者生存期。目前美国国家综合癌症网络（NCCN）指南明确推荐其作为此类脑转移患者一线治疗的首选。

针对后者，治疗采用的是 ALK-TKI，共有三代。第一代如克唑替尼已被批准为该病的一线药物；第二代如色瑞替尼，其效价是克唑替尼的 20 倍，对克唑替尼耐药的患者仍有明显作用。2018 年 NCCN 推荐具有高度靶向性的阿来替尼作为一线治疗。第三代口服的 ATP 竞争性小分子 ALK 及 ROS1 的双靶点抑制剂劳拉替尼则是为通过血脑屏障及克服 ALK 耐药而设计的。对于无症状的此类脑转移患者，初始治疗推荐第二、第三代 ALK-TKI 及化疗。

## 4. 鼻咽癌

如果治疗不及时发展到晚期，脑转移的概率非常大。治疗方式主要包括放疗和化疗，但是局部复发或远处转移通常会导致治疗失败。鼻咽癌与 EB 病毒感染、肿瘤浸润淋巴细胞（TIL）和程序性死亡受体 1（PD-1）或其配体（PD-L1）表达增加有关。EGFR 及血管内皮生长因子（VEGF）及其受体（VEGFR）也可能成为治疗靶点。

## 5. 髓母细胞瘤

是最常见的恶性儿童脑肿瘤。由于不同亚型的髓母细胞瘤分子机制不同，靶向治疗方案也不同。目前，已经确定了 SHH 型和 Group3 组型的靶向疗法，如使用 Smo 抑制剂、GLi 抑制剂、BET 抑制剂及极光激酶（Aurora）抑制剂等。

### 6. 颅咽管瘤

由于其位于鞍区，毗邻重要神经血管结构，有少部分肿瘤具有恶性生物学特性。手术全切困难，复发率高，且放疗常导致垂体、视神经放疗损伤等并发症。目前，对于 BRAF 基因 V600E 突变型乳头状颅咽管瘤、BRAF 抑制剂（达拉非尼）和 MEK 抑制剂（曲美替尼）都有不错的治疗前景。

### 7. 脊索瘤

一种很少见的骨组织恶性肿瘤，起源于残留胚胎脊索组织，占骨原发恶性肿瘤的 1%~4%。目前研究表明可将 TKIs 单一疗法作为一线治疗，而耐药者可采用两种 TKI 或 TKI 加 mTOR 抑制剂的方式治疗，具有疗效。

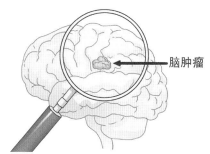

脑肿瘤抽象示意图

## 四、靶向治疗是精确打击，但不是百利而无一害

是药三分毒，靶向药物也不例外。其不良反应主要包括：①过敏反应，多见于单克隆抗体类的靶向药物；②皮肤毒性是靶向药物最常见的不良反应，表现为甲沟炎、口腔溃疡、指甲改变、皮疹等；③消化道毒性，如腹泻、呕吐；④心脏毒性，表现为心肌梗死、左室射血分数下降、高血压、心肌缺血等；⑤肺毒性，包括亚急性肺炎、肺动脉高压、急性肺炎、肺出血等。这些不良反应会降低患者的生活质量，影响患者的依从性，最终影响患者的无进展生存期。

## 五、联合治疗

为了减少不良反应，究竟是单独用药还是联合用药，主要取决以下两点：①联合用药是否优于单独用药；②患者是否可以耐受联合用药治疗。

当前，单抗多数与细胞毒类药物联合使用，而酪氨酸激酶抑制剂多数为单用。近几年针对 BRAF V600E 的靶向治疗、联合 PD-1 抑制剂、CAR-T 治疗等研究方兴未艾。BRAF 和 MEK 抑制剂对于 BRAF V600E 突变型胶质母细胞瘤患者治疗前景可期。BRAF V600E 基因突变的颅咽管瘤中，美国的 II 期临床试验旨在探讨联合应用维莫非尼和考比替尼的治疗效果。位于 T 细胞表面 PD-1 与肿瘤表面的 PD-L1 结合，可调控 T 细胞的免疫功能。对于复发或转移性头颈鳞癌，PD-1/PD-L1 抑制剂已成为其标准治疗方案。

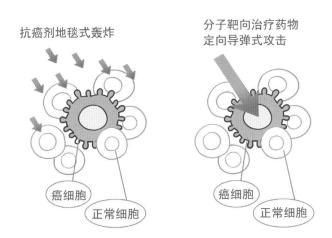

靶向治疗精确打击抽象示意图

## 六、总结

靶向治疗对脑肿瘤具有较好的临床疗效，但时间短暂，多在几个月内出现肿瘤逃逸和临床复发。相比之下，癌症免疫治疗可在部分患者中产生持久响应。靶向治疗能够通过增强癌症—免疫循环中的一些环节（如肿瘤抗原性、T 细胞启动/运输/浸润等）对免疫治疗起到协同效应。靶向治疗对宿主免疫功能的影响可被用于指导和优化更多靶向—免疫联合疗法的开发，有望带来新希望。

（周良学撰文）

**2**

CHAPTER

# 解剖方面

# 大脑的组成

## 一、人脑的结构

人脑是大自然最神奇的创造，由大脑、小脑、间脑、脑干（中脑、脑桥、网状系统和延髓）组成。大脑由左右两个半球构成，其中最重要的部分是大脑皮质。大脑皮质（又叫大脑皮层）是灰白色的，分布于大脑表面，它有很多"皱纹"（又叫"脑沟""脑回"）。大脑皮质聚集着 100 亿～140 亿个细胞，这些细胞分为神经细胞和神经胶质细胞，神经细胞是大脑活动的最小单位，负责脑的复杂分工，决定着人的智力水平。每个神经细胞有 40～100 个像树杈一样的神经突起，突起慢慢伸展，使脑神经细胞形成致密的网络。神经胶质细胞负责为神经细胞输送养分。

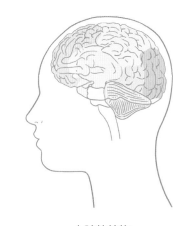

人脑的结构

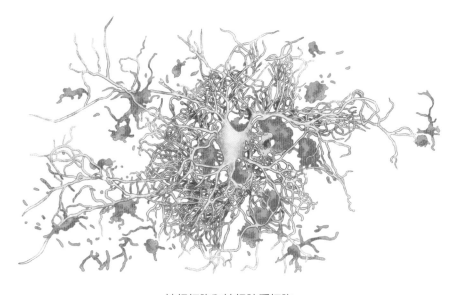

神经细胞和神经胶质细胞

## 二、大脑的功能

大脑是人体的最高司令部。它能协调和控制人体的全部活动使之整体化，还能通过分析和综合技能使人与外界环境密切统一起来。人们平常说的"动脑筋"便是大脑的功能，人类的语言、文字、学习、发明以及意识、情绪、思维等高级神经和精神活动，就是大脑皮质活动的结果。

间脑中的下丘脑是交感神经与副交感神经的皮质下中枢，与体温、食欲、血管反应等多种生理功能密切相关。

延髓、脑桥和中脑组成脑干，它上连大脑，下接脊髓，后通小脑，从大脑至小脑和脊髓的来往神经纤维都要取道脑干。脑干还是很多重要神经核的发源地。延髓是呼吸、心跳、血管运动等生理功能的"要塞"。

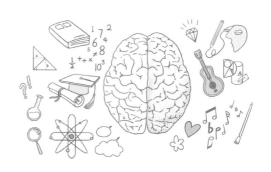

小脑的主要功能是维持肌张力、保持体态姿势的协调运动及平衡。

大脑的功能

## 三、大脑的数据

大脑重约 1400 克，大脑皮质厚 2~3 毫米，总面积约为 2200 平方厘米。据估计，脑细胞每天要死亡约 10 万个（越不用脑，脑细胞死亡越多）。人脑的信息储存容量相当于 1 万个藏书为 1000 万册的图书馆，以前的观点是最善于用脑的人，一生中也仅使用脑能力的 10%，但现代科学证明这种观点是错误的，人类对脑的使用率是 100%，脑中并没有"闲置细胞"。

人脑中的主要成分是水，占 80%。脑虽只占人体体重的 2%，但耗氧量达全身耗氧量的 25%，血流量占心输出量的 15%，一天内流经脑的血液为 2000 升左右。脑一天消耗的能量若用电功率表示，大约为 25 瓦。

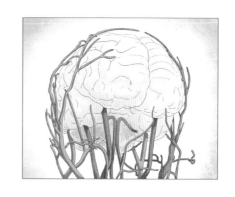

大脑的血液供应

## 四、科学用脑

大脑是全身耗氧量最大的器官，占人体总耗氧量的四分之一，因此氧气充足有助于提高大脑的工作效率，保持专注力。用脑时，需特别注重空气质量。

大脑约 80% 由水组成，大脑获取的所有信息都是通过细胞以电流形式传送，而水是电流传送的主要媒介。所以，在读书学习前，先饮 1~2 杯水，有助于大脑运作。

听听舒缓的音乐，对神经元代谢十分有利；与朋友聊天也会促进大脑发育、锻炼大脑功能；多读书、多看报，不是用书来消遣时间，而是不断给予大脑积极的刺激；观察周围的事物，并注意及时往大脑中储存信息，形成记忆。

（杨建凯撰文）

---

### 第二节　脑血液循环

## 一、脑对血供的需求

脑是人体一切行为活动的"司令部"，是人体代谢最活跃的器官，如果把脑比作枝繁叶茂的大树，脑血管就是盘根错节的树根，如果树根汲取不到充足的养分，参天大树必将枯萎。正常情况下，脑血流量约占心输出量的1/5。脑血供中断 10 秒即可引起意识丧失，缺血缺氧持续时间超过 5 分钟，就可造成不可逆的损害，甚至危及生命。

## 二、什么是脑血供

脑的血供主要来自两大动脉系统：颈内动脉系统和椎-基底动脉系统。

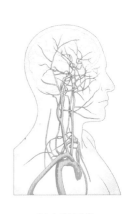

脑血管网络

颈内动脉由颈总动脉发出，而颈总动脉是心脏发出的大血管的重要分支。颈内动脉从颈部向上经颅底进入大脑，入脑后进一步分为双侧大脑前动脉和双侧大脑中动脉，主要为大脑的前 2/3 供血。颈内动脉有以下重要分支。

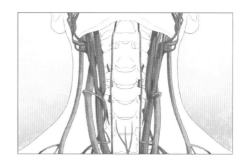

颈内动脉系统

1）眼动脉：主要供应视网膜，若阻断眼动脉血流将致盲。

2）大脑前动脉：该动脉向上穿过大脑纵裂，发出分支供应大脑前部的额叶和上部的顶叶。如果阻断大脑前动脉血流，将导致对侧下肢瘫痪或感觉障碍，还可能导致大小便障碍。

3）大脑中动脉：该动脉向外伸展，主要供应大脑半球外侧，包括外侧的颞叶及部分额叶、顶叶和枕叶。如果阻断大脑中动脉的血液供应，将严重影响人体正常活动，导致对侧肢体偏瘫或偏身感觉障碍。

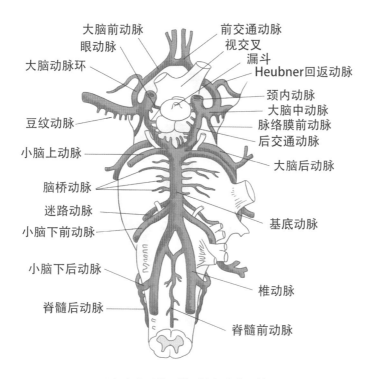

颈内动脉系统和椎-基底动脉系统

4）后交通动脉：供应垂体、下丘脑、丘脑、海马体等重要结构。

5）脉络膜前动脉：供应侧脑室下角的脉络丛、丘脑外侧、海马体等。

椎动脉由双侧锁骨下动脉发出，发出后穿经第 6 颈椎以上的横突孔，在寰椎侧块后方向内侧弯曲，穿经枕骨大孔进入颅腔，在脑桥下缘与对侧椎动脉汇合形成基底动脉。主要为大脑的后 1/3、小脑和脑干供血。其重要分支有以下分支。

1）脊髓前动脉：闭塞后引起脊髓前动脉综合征，出现对侧偏瘫和同侧伸舌无力，伴对侧本体感觉和振动觉丧失。

2）小脑下后动脉：供应小脑半球的后下部及部分脑干，如果阻断该动脉血流，将导致饮水呛咳、吞咽困难、声音嘶哑和共济失调。

3）小脑下前动脉：供应小脑半球的前下部及部分脑干，如果阻断该动脉血流，将导致走路不稳、平衡感觉障碍等。

4）大脑后动脉：供应枕叶、颞叶底部、部分脑干、丘脑、海马体等。

## 三、著名的 Willis 环

Willis 环，即大脑动脉环，由两侧大脑前动脉起始段、前交通动脉、两侧颈内动脉末段、两侧后交通动脉和两侧大脑后动脉起始段吻合而成，位于脑底下方、蝶鞍上方、脑干前方，环绕视交叉、灰结节、乳头体周围，构成颅底脑血管环路，在颅脑最中心的部位。相当于道路中的环岛，贯通脑的前后左右各个区域。通常情况下，动脉环两侧的血液不混合，当某一供血动脉狭窄或闭塞时，可一定程度通过动脉环使血液重新分配和代偿，以维持稳定的脑血液供应。

大脑侧支循环分为初级侧支循环、次级侧支循环和三级侧支循环，而作为初级侧支循环的 Willis 环是主要的侧支循环。据统计，只有 20%～25% 的人群拥有完整的 Willis 环，而大多数个体可见部分缺如或发育不全的变异 Willis 环。常见的变异包括大脑前动脉 A1 段先天性发育不全或缺如、后交通动脉发育不全或缺如、大脑后动脉 P1 段发育不

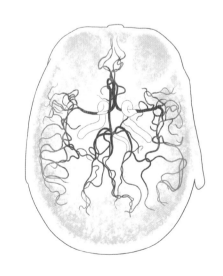

患者的脑血管 MRI（磁共振成像）

全或缺如伴胚胎型，或直接起源于同侧颈内动脉床突上段的大脑后动脉、前交通动脉开窗或缺如。已有研究显示，Willis 环变异与脑缺血的发生密切相关。

正是由于 Willis 环五边形的结构，动脉之间夹角较大，随着血压波动承受着不断的血流冲击，血管分叉处是颅内动脉瘤的好发部位，一旦破裂引起蛛网膜下腔出血，将导致灾难性的后果，致残致死率很高。也有研究显示，Willis 环变异与颅内动脉瘤的发生、发展和破裂存在密切关系。

## 四、脑血供的自我防护

脑毛细血管的内皮细胞之间联系紧密，没有脑外其他毛细血管那样的孔或窗。约 80% 脑毛细血管表面被神经胶质细胞所包围，这些结构形成层层壁垒和屏障，使得脑毛细血管血液中很多物质，特别是脂溶性较差的大分子物质如蛋白质、抗生素、某些大分子颗粒等难以通过，而只允许离子和葡萄糖等小分子物质通过，从而避免有害物质进入脑组织。

## 五、脑的血液回流

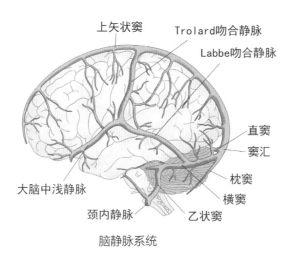

脑静脉系统

与脑动脉相比，脑静脉管壁较薄。与身体其他部位的静脉不同，脑静脉中没有静脉瓣，静脉血的回流依赖重力作用。

脑静脉血的回流路径：大部分脑静脉血经脑深部静脉和脑血窦流入颈内静脉；小部分脑静脉血经眼部翼状静脉丛进入静脉再到头皮，最后流入椎管中的椎旁静脉系统。脑静脉系统有大量交通支静脉丛，即使两侧颈内静脉都被阻塞，脑静脉血仍可经椎静脉和颈外静脉系统完成回流。

## 六、总结

脑不愧是人类最高智慧的核心，是人的"灵魂"所在之处，它以人体 2% 的重量获得人体约 15% 的血流量，并且形成一套精密的脑血管网络和完善的自我保护机制。脑供血不足、血管狭窄或血压过低会引起脑梗死，脑供血过多、动脉硬化或血压过高会引起脑出血，脑静脉回流不畅会导致颅内压增高或出血。柔韧、通畅的脑血管系统是脑健康的根基，美好生活从保护脑血管开始。

（郭庚撰文）

---

### 第三节　血脑屏障

#### 一、什么是血脑屏障

在人体中，有许多天然屏障，构成严密的防御体系，如皮肤-黏膜屏障、胎盘屏障、血睾屏障以及血脑屏障等。大脑，作为我们人体的"高级指挥所"，其内存在一道由大脑毛细血管壁和神经胶质细胞组成的特殊屏障——血脑屏障。它既可以有效地阻止外来的有毒有害物质及一些病原体进入神经系统，也能促进神经系统对营养物质（葡萄糖、维生素、氨基酸等）的摄取

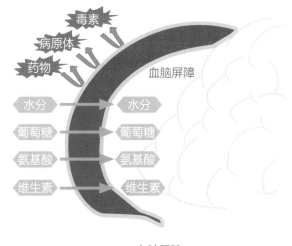

血脑屏障

和有害物质的排出。总而言之，血脑屏障对于维持神经系统内环境稳定具有重要作用，它的破坏将对神经系统造成不可逆的损伤，从而影响神经功能。

## 二、血脑屏障被破坏的原因

各种原因导致的大脑损伤（脑出血、脑梗死、脑外伤和神经炎症等）和脑肿瘤均会使血脑屏障遭到破坏，一些有毒有害化学品也会破坏血脑屏障。

## 三、血脑屏障破坏后的症状

目前研究发现，血脑屏障的破坏和多种神经系统疾病均有联系，血脑屏障的破坏首先会使血管内的水分和血浆蛋白外渗，进而导致脑水肿，患者将合并头痛、头晕、昏迷等症状。同时，血脑屏障的破坏将导致有毒有害物质和脑内产生的氧自由基、细胞因子在脑内堆积，从而进一步加重脑损伤，不利于患者神经功能的恢复。

## 四、血脑屏障破坏后的实验室检查

### 1. 脑脊液检查

脑脊液主要是由脑室内脉络丛分泌产生的一种无色透明液体，大部分是血浆的超滤液。血脑屏障是血液与脑脊液之间的渗透性屏障，一旦血脑屏障遭到破坏而导致通透性改变，就会使脑脊液中白蛋白含量增加。

### 2. CT 及 MRI 检查

血脑屏障破坏会导致其通透性增加，导致血管内的水分和血浆蛋白外渗，进而造成脑水肿，CT 和 MRI 检查可发现片状低密度或长 $T_2$ 信号影（代表有含水物质），注入对比剂后，可看见明显的强化。这些都是血脑屏障破坏后影像学检查的特异性表现。

## 五、如何就诊、治疗

如果患者有大脑损伤和颅内肿瘤的既往史，发病后一直存在头痛、头晕、认知功能障碍等症状，应赶紧前往附近医院做脑脊液和 CT 检查，尽早排查。

血脑屏障破坏后，首先应治疗原发疾病，如脑外伤、脑出血、脑梗死，从根本上防止血脑屏障的进一步破坏。

### 六、血脑屏障破坏的后遗症

血脑屏障破坏后会导致一些有毒有害物质在脑内堆积，对神经细胞造成不可逆的损害，从而导致患者神经功能下降，比如肢体活动不利、无力等症状。血脑屏障破坏的后遗症主要和神经退行性疾病有关，长期的血脑屏障破坏可能会导致癫痫、帕金森病、阿尔茨海默病等。

### 七、总结

血脑屏障是血液系统和神经系统之间的一种天然屏障，对于维持神经系统内部稳定具有重要作用。血脑屏障破坏主要是脑损伤后产生的继发疾病，应在积极治疗大脑损伤或者颅内肿瘤的基础上，同时改善血脑屏障的功能。

（陈心、施明明撰文）

<br>

## 第四节 脑室系统

位于颅腔内的大脑、间脑、脑干、小脑以及椎管内的脊髓组成中枢神经系统，脑室系统则是位于颅腔内的空腔性结构，参与构建脑脊液循环起着支撑、缓冲、物质运输和交换的作用。

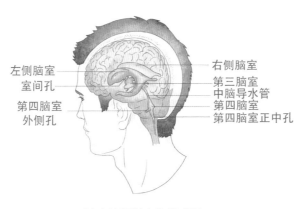

左侧脑室
室间孔
第四脑室
外侧孔

右侧脑室
第三脑室
中脑导水管
第四脑室
第四脑室正中孔

脑室的解剖定位模式图

## 一、认识脑室系统

脑室系统是人脑内部的四个腔隙。解剖上可分为左侧脑室、右侧脑室、第三脑室和第四脑室。恰如四个独立的储液槽，相互之间借助管、孔结构联系在一起，槽内充满一种无色透明的液体——脑脊液。

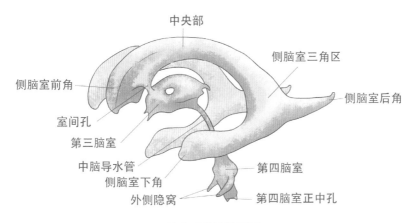

脑室系统的铸型图

## 二、脑室系统的结构

认识脑室系统前，首先需了解一下人脑的整体构成。人脑位于颅腔内，分为4个部分——大脑、间脑、小脑和脑干。

大脑分为左右两个大脑半球，二者由左右连合纤维结构相连。发育过程中大脑向前外包绕形成两侧的空腔结构——侧脑室。侧脑室呈弯曲的弓形，左右各一，分为四部分：中央部、前角、后角、下角。中央部位于顶叶内；前角最大，向前伸入额叶；后角伸入枕叶；下角最长，向下向外再向前伸入颞叶内；后角、下角和中央部交汇并相互移行的区域又称为侧脑室三角区或房部。两侧的侧脑室在中央部相距最近，仅由一透明双层膜性结构相隔离。两侧的侧脑室前角与中央部之间的内下壁有一对室间孔，借其与第三脑室相交通。

间脑位于脑干之上，左右大脑半球之间。第三脑室界于两个大脑半球与脑干之间，正常呈狭长的裂隙样室腔，由顶、底、前、后壁和两个侧壁构成。第三脑室的顶由脉络组织和血管组成；前壁为终板和视交叉；两侧壁主要是两侧的丘脑；后壁有缰连合、后连合以及松果体；两侧的丘脑间有一门栓样结构——丘脑间连合，也称中间块。第三脑室顶的前部有室间孔，分别与左右侧脑室交通；近后壁的底部有一开口呈三角形，通过细长的中脑导水管与第四脑室相通。

小脑和脑干位于颅腔后下部。小脑从后向前包覆脑干围成第四脑室，它的形状恰如以脑干为底面、尖端向后伸入小脑内的"帐篷"，上接中脑导水管，下通脊髓中央管。第四脑室下部和两侧共有三个孔，称为第四脑室正中孔和第四脑室外侧孔。侧脑室、第三脑室和第四脑室既相互独立又相互连通。

脑室系统内有一神奇的类血管样结构——脉络丛组织，其内的血管血流丰富，附着其上的有大量类似水草样的微绒毛组织，称为脉络丛，它负责分泌脑脊液。脉络丛自侧脑室下角至三角区再到体部，最后经室间孔分布至第三脑室顶壁，此处脉络丛较多。第四脑室内也有脉络丛附着，但相对较少。

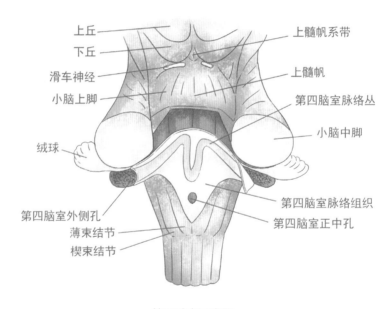

第四脑室示意图

## 三、脑脊液和脑脊液循环

椎管和颅腔内除神经结构外，充满着一种像水一样的无色透明液体——脑脊液。脑脊液中含无机离子、葡萄糖、少量蛋白质、单核细胞、淋巴细胞以及各种神经递质。它对中枢神经系统起缓冲、保护、营养、运输代谢产物以及维持正常颅内压的作用。正常成人每日脑脊液分泌量在 400～500 毫升。

脑室中的脉络丛是产生脑脊液的主要结构。侧脑室脉络丛最丰富，产生的脑脊液也最多，所以脑室系统的脑脊液循环多是从侧脑室经室间孔流入第三脑室，再经中脑导水管流入第四脑室，接着经第四脑室的正中孔和外侧孔流入脑表面或椎管内，最后脑脊液经脑表面蛛网膜下腔的蛛网膜粒吸收，回到血液，从而完成脑脊液的分泌与重吸收的生理循环。当蛛网膜下腔及脑室内脑脊液的生理循环的平衡被破坏后，脑脊液异常聚集引起脑室系统局部或者全部异常扩大，称为脑积水。CT、MRI 和腰椎穿刺等检查可诊断脑积水，并可分析是炎症性、血管性还是肿瘤等导致。

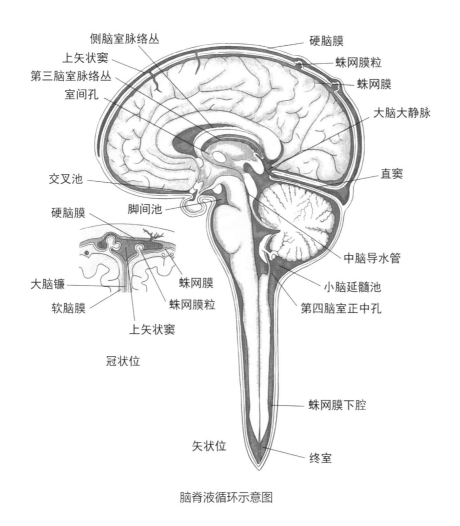

脑脊液循环示意图

## 四、颅内压及其检测

颅腔是相对密闭的，颅腔内容物有脑组织、脑血容量和脑脊液。颅内压是指颅腔内容物对颅腔壁的压力，又称脑压。正常颅内压是相对稳定的，成人为70～200 毫米水柱，儿童为 50～100 毫米水柱。颅腔内容物增加会引发颅内压增高，颅内压持续在 2.0 千帕以上，患者会出现头晕、恶心、呕吐、视乳头水肿等症状，常见于颅脑损伤、脑出血、脑积水和颅内炎症等疾病。颅内压增高是重要的神经系统疾病的表现，可引发脑疝等危象，早期识别、及时处理对患者非常重要。

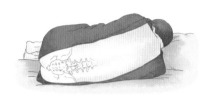

超声、CT、MRI 等无创检查，可直接观察脑室系统的形态和位置变化，间接反映颅内压的变化。腰椎穿刺可直接获得颅内压的数据；脑室穿刺或颅内压探头置入还能动态监测病情的变化。

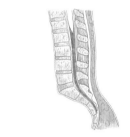

腰椎穿刺示意图

## 五、总结

脑室系统是脑内的空腔结构，是脑脊液循环的解剖学基础，正常形态、位置和通畅的脑室系统是维持颅内压生理性稳定最重要的因素。

（朱玉辐撰文）

（朱玉辐撰文）

## 第五节　脑的保护系统

脑的保护系统包括颅骨、脑膜、脑脊液和血脑屏障，它们构成由外向内的与脑组织相关的保护屏障，使脑组织有多层"保护壳"。

## 一、颅骨

人类的颅骨共有 23 块，分为脑颅骨（8 块）和面颅骨（15 块）。脑颅骨包括额骨、顶骨、颞骨、枕骨、蝶骨和筛骨。其中顶骨和颞骨是成对的，也就是一侧一块，均是两块；而额骨、枕骨、蝶骨和筛骨是单个的。额骨、顶骨、颞骨和枕骨构成了人类的颅盖骨部分，枕骨、颞骨、蝶骨和筛骨构成了颅底骨部分。这些颅骨巧妙而又牢固地连接在一起，形成一面坚固的"墙"，容纳、支持并保护着脑组织。需要注意的是，婴儿期，这些颅骨骨缝并没有完全闭合，额骨和顶骨之间构成前囟，顶骨和枕骨之间构成后囟。前囟 1～1.5 岁闭合，最迟不超过 2 岁。后囟生后不久即闭合，有些要到 3 个月左右闭合。

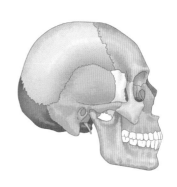

颅骨的结构

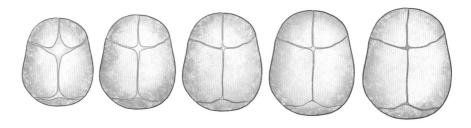

囟门随年龄逐渐闭合

## 二、脑膜

脑膜指的是颅骨与脑组织间的三层膜，由外向内依次为硬脑膜、蛛网膜和软脑膜。

硬脑膜是一厚而坚韧的双层膜，外层是颅骨内面的骨膜，疏松地附着于颅盖骨，特别是在枕部与颞部附着更疏松，称为骨膜层。但在颅骨缝和颅底则附着较牢固，很难分离。颅内无硬膜内腔。硬脑膜内层较外层厚而坚韧，与硬脊膜在枕骨大孔处续连，称为脑膜层。主要作用是保护大脑。

蛛网膜是一层半透明的膜，位于硬脑膜深部，其间有潜在性腔隙为硬脑膜下腔。在一定部位，蛛网膜下腔扩展并加深，成为蛛网膜下池。其中最大的是小脑

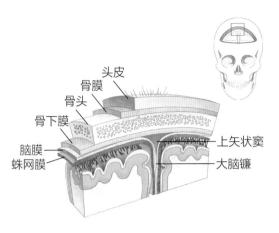

头皮
骨膜
骨头
骨下膜
脑膜
蛛网膜
上矢状窦
大脑镰

脑表面的各层结构

延髓池，它通过正中孔和外侧孔与第四脑室相通。桥池位于脑桥腹侧，脚间池位于脚间窝，交叉池位于视交叉前方。

软脑膜是紧贴于脑表面的一层透明薄膜，并伸入沟裂。在脑室壁的某些部位，软脑膜及其血管与室管膜上皮共同形成脉络组织。脉络组织中的血管反复分支成丛，伸入脑室形成脉络丛。

## 三、脑脊液

脑脊液是存在于脑室及蛛网膜下腔的一种无色透明的液体，不断产生又不断被吸收回流至静脉，在中枢神经系统起着淋巴液的作用，它可为脑细胞提供营养，运走脑组织的代谢产物，调节中枢神经系统的酸碱平衡。其比重为 1.005，总量为 130~150 毫升。平均每日生产量为 400~500毫升。脑脊液包围并支持着整个脑及脊髓，有效地将脑的重力作用减少至实重的 1/6，对脑和脊髓具有保护和支持作用，避免外伤。

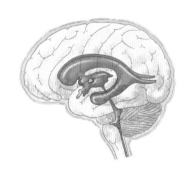

脑脊液的引流

## 四、血脑屏障

血脑屏障位于血液和脑组织之间，是对物质通过有选择性阻碍作用的动态界面，由脑的连续毛细血管内皮及其细胞间的紧密连接、完整的基膜、周细胞以及星形胶质细胞围成的神经胶质膜构成，其中内皮是血脑屏障的主要结构。

这种结构可使脑组织少受甚至不受循环血液中有害物质的损害，从而保持脑组织内环境的基本稳定，对维持中枢神经系统的正常生理功能具有重要意义。

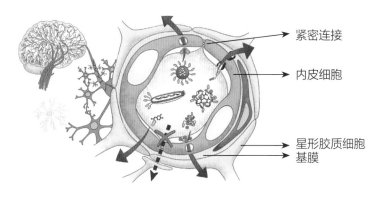

血脑屏障的构成

（杨建凯撰文）

## 第六节　脊髓和脊柱的组成及功能

### 一、什么是脊髓和脊柱

脊髓是中枢神经系统的重要组成部分，脊髓和脊神经是联系脑和躯体的重要结构。人体的运动和感觉这两个最基本功能，均依赖于脊髓及其相连脊神经的结构完整性。从功能上来说，人脑好比司令部，它既能发出指令，要求人体的各部分肌肉协调完成运动功能，也能接收人体所感知的痛温觉、触压觉和本体感觉等。而脊髓和脊神经相当于连接人脑和肌肉、皮肤、相关感受器的电缆，既将司令部发出的指令传递到四肢和躯干肌肉，又将皮肤和肌肉的感受器所收集的"情报"发送回人脑。

人体脊柱是指连接头颅和骨盆的中轴线上的骨及其附属结构，包括颈椎、胸椎、腰椎、骶椎和尾骨。脊柱骨结构形成椎管和椎间孔，将脊髓和脊神经保护在内，防止娇嫩的神经组织受损。除此之外，脊柱还有重要的生物力学作用，其存在正常的生理弯曲，颈椎呈前凸，胸椎呈后凸，腰椎呈前凸，而骶椎为一后弧形的曲度。该生理弯曲对于维持人体的直立行走和平视具有重要作用。随着年龄增长，由于椎体及其附属结构的退变，人体的这些生理弯曲会发生变化，并出现相应的体形变化。例如老年人的身高会降低，同时也会出现一些病理性疾病，如椎体不稳、滑脱和椎管狭窄等。

## 二、脊髓和脊柱的解剖

脊柱也称脊椎，包括颈椎（7 节）、胸椎（12 节）、腰椎（5 节）、骶椎（5 块）和尾骨（1 块），出生后骶椎通常已经融合，合称为骶骨。从形态来说，脊椎包括椎体、侧方关节、椎板和棘突，上述结构包绕形成管腔，称为椎管，其内容物为脊髓。上下两个椎体的侧方关节之间也会形成骨孔，称为椎间孔，其内走行脊神经。棘突则是椎体后方凸起的部分，其作用类似吊桥的支架。

脊柱附属结构包括椎间盘和韧带，椎间盘是由中心的髓核和周围的纤维环构成，脊柱韧带结构包括前纵韧带、后纵韧带、黄韧带、棘间韧带和棘上韧带。椎间盘是连接各椎体的重要结构，具有一定的活动度，尤其是颈椎和腰椎，活动度更大，使躯体能发生低头、仰头、弯腰和后伸的动作。而黄韧带、棘间韧带和棘上韧带则为连接脊椎侧方关节、椎板和棘突的结构，其作用是限制躯体的过度屈曲，功能上类似于吊桥的吊索，对于维持脊柱的生理弯曲很重要。

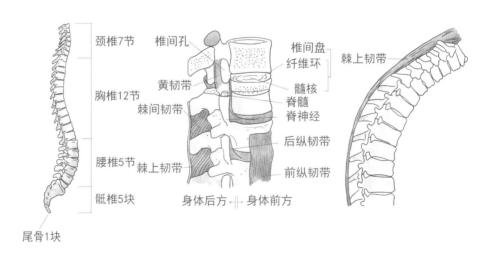

脊柱的构造

### 三、脊髓和脊柱的功能

对于脊髓的具体功能，我们可以通过一个最通俗易懂的例子——"手触碰到开水后会弹开"来解释。手部皮肤的温度感受器在触碰开水后，会将温度信息通过脊神经的感觉支传送到脊髓背侧，而背侧脊髓中的脊髓丘脑束和薄束、楔束则继续将信息通过脑干传递到大脑，大脑的感觉中枢发出"疼痛"的信号，并在小脑的协调作用下，由大脑运动中枢发出指令，通过脑干将指令发送到脊髓，而腹侧脊髓的脊髓束传递指令到负责手和上臂的相应脊神经上，相关肌肉在收到指令后，则出现肌肉收缩，以达到躲避开水的效果。

脊髓位于椎管内，前方有脊柱椎体，后方为脊柱的棘突。粗略来说，腹侧脊髓负责运动相关的神经活动，而背侧脊髓负责感觉相关的神经活动，脊神经也是由前根（运动根）和背根（感觉根）汇合而形成。

脊柱及其附属结构的构造精妙，将脊髓和脊神经巧妙地保护在脊柱骨性结构中。在功能上对人体起支撑作用的同时，还让人体具有旋转、屈曲等运动功能。此外，脊柱的稳定性还是人体能保持直立行走和双眼平视的重要因素。有一种非常常见的生理现象，很好地解释了脊柱的生理功能，如某些老年人由于脊柱的退变，无法直立行走，其脊柱形态表现为佝偻、双下肢屈曲和颈部过伸，此时如果给予患者拐杖或步行器，相当于给予脊柱一定的支撑力，患者即可直立行走。

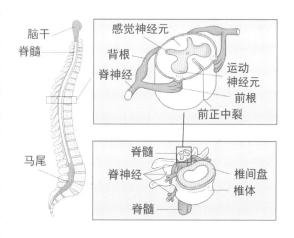

脊髓的传导束

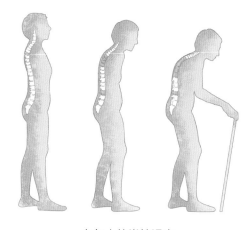

老年人的脊柱退变

## 四、脊髓的血管结构

神经组织的营养依赖于血液供应，所以脊髓的血管分布对于维持脊髓功能具有重要作用，而血管出现异常则会引起相关疾病。供应脊髓的血循环主要来自两部分。

1) 位于脊髓腹侧的脊髓前动脉，为单支供应，主要负责脊髓前 2/3 的血供，是脊髓最重要的血供来源。

2) 位于脊髓后部的脊髓后动脉，该动脉左右各一支，负责脊髓后 1/3 的血供。脊髓前后动脉会发出分支进入脊髓内部，并互相吻合形成冠状动脉网。而脊髓的静脉系统与动脉大致相似，也是由脊髓前静脉系统和后静脉系统构成，但通常静脉系统由多支组成，并形成较为复杂的静脉网结构。

脊髓的动脉系统和静脉系统一般不会发生直接交通，但病理情况下，可能会出现直接的动静脉交通（脊髓动静脉瘘），或者由于血管畸形，出现静脉动脉化等（脊髓动静脉畸形），此时脊髓就会因为得不到正常的供血，出现脊髓功能障碍。此外，脊髓内的小血管也可能发生血管畸形，从而出现海绵状血管瘤或血管母细胞瘤等。

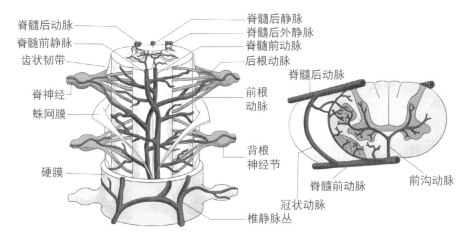

脊髓的血供

## 五、总结

人体脊柱是指连接头颅和骨盆的中轴线上的骨及其附属结构，包括颈椎、胸椎、腰椎、骶椎和尾骨，起支撑和稳定作用。

脊髓是中枢神经系统的重要组成部分，脊髓和脊神经是联系脑和躯体的重要结构，与人体的运动和感觉这两个最基本功能紧密相关，也是产生反射的重要组成结构。

（陆云涛撰文）

## 第七节 颅神经解剖

### 一、什么是颅神经

颅神经又叫脑神经，共12对，是直接进出头颅的神经，这些神经通过颅骨的孔、裂隙、管道进出颅骨，这些神经的分布主要限于头部和颈部，主要功能是收集头面颈部的感觉、支配头面颈部肌肉活动等。但迷走神经除外，其分布扩展至胸腔和腹腔的内脏器官。这些神经行经的任何一处病变都可造成功能损伤，表现出该神经支配区域的感觉或运动功能障碍，并出现相应的临床症状。这 12 对颅神经都是在人体最高司令部——大脑的统一指挥下进行工作的，从而保证其能各司其职，工作有条不紊。

### 二、颅神经有多少对

人体有 12 对颅神经，即有 24 条，左右成对。

"一嗅二视三动眼，四滑五叉六外展，七面八听九舌咽，迷走加副舌下全"，这是记住 12 对颅神经的口诀，第一对是嗅神经，第二对是视神经，第三对是动眼神经，第四对是滑车神经，第五对是三叉神经，第六对是外展神经，第七对是面神经，第八对是前庭蜗神经，第九对是舌咽神经，第十对是迷走神经，第十一对是副神经，第十二对是舌下神经。

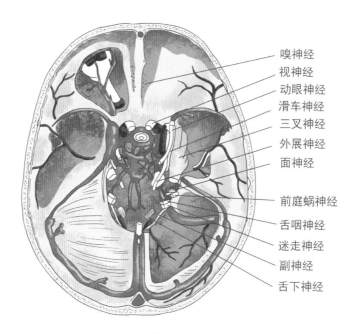

嗅神经
视神经
动眼神经
滑车神经
三叉神经
外展神经
面神经
前庭蜗神经
舌咽神经
迷走神经
副神经
舌下神经

颅神经示意图

## 三、12 对颅神经的功能

### 1. 嗅神经

主要负责嗅觉。鼻腔顶部的嗅觉黏膜是感受器，神经经颅底前部骨质的筛孔进入脑内。

### 2. 视神经

主管眼睛的视物功能。光线经过角膜、瞳孔、晶状体、玻璃体、视网膜后转化成图像信息，再进入视神经，由视神经进入脑内，最后到达大脑枕叶的视觉皮质中枢，形成视觉。

### 3. 动眼神经

主管眼球向上、向下、向内等方向的运动，以及抬眼皮和缩小瞳孔。

### 4. 滑车神经

主管眼球向外下方的运动。

### 5. 三叉神经

分为两部分。较大的一部分负责面部的痛、温、触等感觉；较小的一部分主管吃东西时的咀嚼动作。大的感觉神经又分为三支，主管面部的不同区域。

**6. 外展神经**

主管眼球向外方的运动。

**7. 面神经**

主管面部表情肌的运动以及一部分唾液腺的分泌和舌前 2/3 的味觉感觉。

**8. 前庭蜗神经**

由两部分组成：一部分叫作听神经（或称耳蜗神经），主管听觉；另一部分叫作前庭神经，主要作用是保持人体平衡。

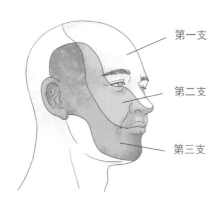

三叉神经感觉神经部分主管面部分布

**9. 舌咽神经**

主管咽喉部黏膜的感觉，一部分唾液腺的分泌和舌后 1/3 的味觉，还与迷走神经一起主管咽喉部肌肉的运动。

**10. 迷走神经**

除与舌咽神经一起主管咽喉部肌肉的运动外，还负责心脏、肺支气管、血管、胃肠道平滑肌的运动和腺体分泌等，功能复杂。

**11. 副神经**

主要负责转颈、耸肩等运动。

**12. 舌下神经**

主管舌肌运动。一侧损害时，会引起同侧舌肌瘫痪，出现伸舌偏向患侧，常见于脑卒中或者肿瘤压迫神经。

## 四、颅神经损伤的症状

各种原因导致的颅神经损伤多表现为相应神经功能的减退或缺失。

1）嗅觉丧失：常见的如颅脑外伤后嗅神经断裂，嗅沟脑膜瘤导致嗅神经破坏。

2）视力下降：外伤后颅骨骨折压迫视神经，垂体瘤、颅咽管瘤等压迫视神经导致视力下降、视野缺损，尤其是缓慢视力下降容易被误认为老视或者近视加深，区别在于这种视力下降不能通过配镜矫正。

3）眼睑下垂：为动眼神经损伤表现，常见为动脉瘤压迫神经引起，也可由其他肿瘤压迫导致，常伴同侧瞳孔较对侧瞳孔变大。

4) 复视：表现为看东西成双，捂住一只眼，单眼看则症状消失，容易被误认为视力下降。多为外展神经损伤引起。动眼神经、滑车神经损伤也可引起复视。

5) 面部发作性疼痛：三叉神经颅内段受血管、肿瘤等压迫引起，表现为一侧面部发作性疼痛，洗脸或刷牙可诱发，易误诊为"牙病"，误拔牙齿后症状无法缓解。

6) 面瘫：分周围性面瘫和中枢性面瘫。前者为一侧眼睑闭合不全，额纹变浅或消失，嘴唇向另一侧歪斜，多见于面神经炎；后者为眼睑闭合正常，额纹正常，嘴唇向一侧歪斜。

7) 面肌抽搐：表现为面部肌肉不自主抽动，紧张时更明显，为面神经在颅内受血管压迫引起。

8) 耳鸣、听力下降、步态不稳：最常见于听神经瘤，因为肿瘤发展缓慢，易误诊，不易引起重视，CT 易漏诊，首选头颅 MRI 检查明确。

9) 饮水呛咳、声音嘶哑：多见于颅底颈静脉孔区肿瘤，如神经鞘瘤、脑膜瘤等。

10) 舌咽神经痛：主要表现为吞咽、说话时舌根部及耳根部疼痛，为血管压迫舌咽神经引起（与三叉神经痛性质类似）。

11) 方肩：一侧肩部肌肉萎缩，耸肩乏力，为副神经病变引起。

12) 伸舌歪斜：多见于脑卒中。罕见于舌下神经鞘瘤，同时伴有一侧舌部肌肉萎缩。

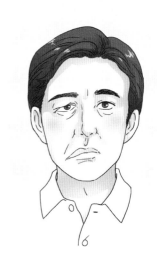

面瘫

（夏成雨撰文）

## 第八节 视力通路

### 一、什么是视力通路

"看"，是生活中最常见的动作，我们对外界的感知和对自己的认识大部分都依赖于"看"。通常人们认为"看"就是眼睛的事情。事实上，我们的双眼只是感光器官，大脑才是真正让我们"看到"东西的功能部件。既然"看见"如此重要，那我们究竟是怎样"看"这个世界的呢？

在大脑中，负责图像信息传递的神经环路被称为视觉传导通路（即视力通路）。假设我们能够坐上光线，跟随光进入眼睛后便会发现，视觉的传递经历了多级神经元的传递，涉及多个脑区的协同工作。首先，光在我们眼中经过了角膜、瞳孔、晶状体、玻璃体等结构，不断发生透射、折射，最后落在眼底的视网膜上。若光线能够成功聚焦在视网膜上，就会形成清晰的图像，这和照相机的原理相似。视网膜是成像的第一站，也是光线的终点站。在视网膜上分布着大量的感光细胞，它们将光信号变成特定的电信号。大脑中的信息传递依赖于神经元之间电信号的传导，神经元的轴突形成信号传输的"电缆"，我们把视网膜上的细胞发出的电缆集合称为视神经。视神经于眼眶内向后延伸，穿过长长的隧道，从骨管之中穿出，在鞍区形成视交叉。

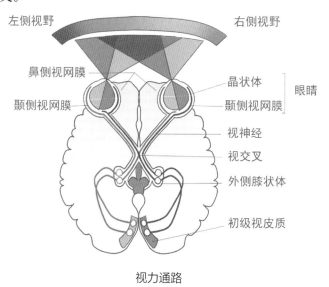

视力通路

鞍区集合了垂体、视神经、视交叉和下丘脑等一系列重要的解剖结构，是颅内解剖最复杂的区域之一。数以万计的视神经纤维在此处交叉，同侧眼睛来源的神经纤维一半投射到了同侧，另一半投射到对侧。视神经的"电缆"传递到位于丘脑后部的外侧膝状体后，由外侧膝状体发出纤维，形成大脑中的视放射，把信息传递给更多的脑区。外侧膝状体中的细胞排列规律且特殊，与视网膜上的细胞排列具有对应关系，是重要的视觉信息中转站。这样的结构能让大脑记住外界物体的空间位置，做到"眼观六路"。视放射通过内囊的豆状核后部，到达了旅行的终点站——枕叶的视觉皮质。

## 二、视觉皮质的功能

视觉皮质是视力通路的最后一环，也是处理视觉信息的重要部位。若是大脑负责视觉的脑区开始异常放电（如枕叶癫痫），这类患者往往在发作时能看到五彩斑斓的颜色。历史上印象派大师梵·高便是一位枕叶癫痫的患者，他眼中独特的色彩也可能是艺术灵感的源泉。通常所说的视觉皮质主要包括初级视皮质（V1，又称纹状皮层）和纹外皮质（如 V2、V3、V4、V5 等）。大脑的两个半球各有一部分视觉皮质。左半球的视觉皮质从右眼接收信息，而右半球的视觉皮质从左眼接收信息。初级视皮质（V1）的输出信息送到两个渠道，分别称为背侧流和腹侧流。背侧流进入背内侧区和中颞区，然后抵达顶下小叶。背侧流常被称为"空间通路"，参与处理空间位置和运动。腹侧流进入下颞叶，该通路常被称为"内容通路"，参与物体识别。

除了发挥视觉功能外，视觉系统能够配合本体感觉和前庭感受器，在个人控制平衡和维持直立姿势的能力中起到重要作用。研究发现，一个人对周边环境清晰度、视野大小的把握，是大脑运动反馈回路的重要影响因素。健康的视力通路能让我们更好地看清世界，感受美好。

## 三、视力通路损伤

视力通路不仅和我们的生活息息相关，在临床上的意义更是非凡。视力检查中经常会看到"视力"和"视野"两个词。视力指眼睛看物体的能力，视野指视力的范围大小。视力通路对于视力和视野的形成至关重要，无论哪个环节出问题，对视力和视野都会产生一定影响。视力的好坏主要和视觉感受器——眼睛有关。我们常说的近视、青光眼、白内障等，都是由于眼部疾病导致的光信号接收的问题。而脑内视力通路的某个部位若受到炎症、肿瘤压迫、脑梗死等疾病的影响，同样会造成一定的视觉损害。医学上可称其为视野缺损或偏盲。若一侧视网膜或视神经损伤，便会引起一侧眼睛看不见；一侧视束、视辐射或视觉中枢损害，则可引起两眼视野对侧同向性偏盲；视交叉中央部（交叉部）损害，可引起两眼视野外侧缺损等。在视通路不同部位发生损伤时，就会出现相应的视野缺损，这在临床诊断中具有重要意义。

（陈亮撰文）

## 第九节 语言通路

### 一、什么是语言区

语言，是人与人之间最重要的一种交流方式，需要说出话，保证说出的话别人能懂，并且能听懂别人说的话。众所周知，人的很多功能，包括记忆、情绪、性格、视觉、语言、运动等都受大脑控制。而语言区，就是大脑内控制语言的司令部，由一个复杂而精巧的神经网络构成，大多数人的语言区位于左脑，极少数人位于右脑。

### 二、语言区的构成

#### 1. 运动性语言区

要说出一句完整的、表述清楚的话，首先要想到用什么词语、组成什么句子来表达自己的意思，然后用气流冲击声带，最后从嘴里说出来。1861 年，一位名叫皮埃尔·保尔·布罗卡（Pierre Paul Broca）的法国人发现一例左侧大脑额叶中部受损的患者，虽然声带、口唇的运动正常，却不能说话。后来研究发现额叶下回后部是大脑构成语言的关键区域，这个脑区就叫运动性语言区，又称布罗卡区（Broca's 区）。

### 2. 感觉性语言区

除了说出语言，人们还得听懂语言。当一句话从耳朵传入大脑时，人们还得理解这句话表达的是什么意思。1867 年，卡尔·威尔尼克（Carl Wernicke）发现患者颞叶上回受损后能说出想说的话，却听不懂别人说的话，从而发现颞叶上回中部是重要的听懂语言的区域，称为感觉性语言区，即威尔尼克区（Wernicke's 区）。

## 三、语言网络

除了上述核心的运动性语言区和感觉性语言区，随着神经科学的发展，越来越多的研究发现，人类语言实际上是由一个复杂的网络控制。Broca's 区与Wernicke's 区通过名叫弓状束的神经纤维连接，随时交流听到了什么和想说什么。除此之外，Broca's 区与大脑额叶控制运动的区域连接，共同协调，保证发出正确的声音、表达正确的意义。Wernicke's 区还与来自大脑顶叶发出的神经纤维连接，以便正确理解听到的语言的意义。顶叶中的角回，对如何写下想说的话也很重要。阅读时，视觉信息进入枕叶的视觉区，发出纤维通过角回达到语言区，以理解读到的语言的意义，如果这条通路受损，就成了"文盲"——虽然看得到字，却认不出来。实际上，人与人之间、不同语种人群之间的语言区均有不小的差异，语言网络的形成机制、工作方式、通路连接至今仍不完全清楚。

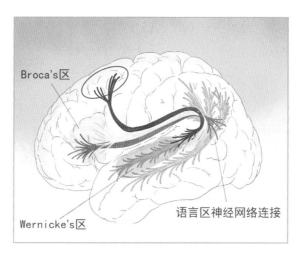

大脑语言区与神经网络连接

## 四、哪些疾病可影响语言区

凡是使 Broca's 区、Wernicke's 区或整个语言网络中的任何组成部分受损、受压、缺血，导致其功能缺失或紊乱的疾病，均可引起语言功能障碍，包括颅脑外伤后语言区脑组织直接挫伤，硬膜下或硬膜外血肿可能压迫语言区，供应语言区脑组织的血管梗死或破裂出血，癫痫发作后语言区脑组织缺血，脑肿瘤、脑脓肿等病变破坏或压迫语言区，多发性硬化或血管炎等炎症或自身免疫性疾病累及语言区，脑组织先天性发育不良累及语言区，阿尔茨海默病等神经系统退行性疾病累及语言区。

## 五、语言区受损后的表现

语言区受损后的典型表现就是医学上说的失语，包括运动性失语、感觉性失语等。

运动性失语就是说不出话或不能正确说话，根据受损区域的不同与受损程度的差异，有时是一言不发，连声音也发不出来；有时是可发出"哦哦啊啊嗯嗯"等声音，但不能说出字词；有时是可说出字词，但词不达意，患者急得面红耳赤也不能正确表达自己的意思，外人也听不懂他想说什么。

感觉性失语就是患者可表达自己的意思，如可以说出"我要吃饭""我要写字"等，但始终听不懂别人说什么。

除了失语，还有几种表现也与语言区受损有关。例如，明明知道笔是拿来写字的，问他这是什么，却说不出"笔"这个词，医学上叫"命名性失语"。又如，拿着一本书，原本以前这些字都认识，患病后却不认识，医学上叫"失认"。

医生根据患者出现的这些症状，可以判断问题可能出在大脑的语言区，如要确认，需进一步检查，因此患者在就医时详细描述是否存在这些症状非常重要。

## 六、语言区的定位与保护

语言在人的一生中具有非常重要的作用，想想一个之前能说话的人突然变得不能说话或听不懂别人说话，对生活质量的影响是非常大的。如果颅内长了肿瘤或发生其他病变，邻近语言区，需要手术治疗。手术中如果损伤了语言区，手术后患者极有可能失语。此时，医生的重要任务如同"瓷器店里打老鼠"——既要切除病变，又要保护好脆弱的语言区。

要保护好语言区，就要知道语言区在哪里。如上所述，语言区存在个体差异，如果有病变，语言区还会产生变形和移位。目前，在手术之前，医生会使用功能性磁共振来定位语言区，并且了解病变与语言区的关系，是前是后、是远是近，以制订手术方案，评估术后语言功能受损的风险。

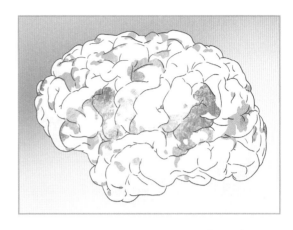

功能性磁共振显示语言区定位（红色）

术前磁共振定位是间接的，准确性仍然有限。现在，有些医院的神经外科已可以开展术中语言区定位。在手术过程中，通过一种唤醒麻醉技术，可以在保证不产生明显疼痛的情况下，将患者唤醒。在手术过程中，患者可说话、识字、识图，有时甚至可唱歌、弹吉他。此时，医生则用一种电极刺激其脑组织，让受刺激的区域暂时失去功能。当医生刺激某一脑区，患者说话等活动停止或错误时，就可精确定位这个脑区负责语言的功能了。该部位脑区在手术过程中仔细保留，可以大大减少术后语言功能受损的风险。

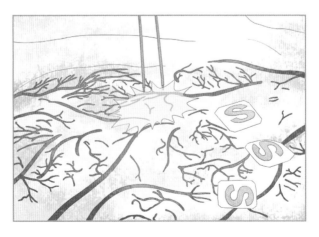

神经外科手术过程中用电极刺激脑组织定位功能区

## 七、总结

运动性失语就是说不出话或不能正确说话，根据受损区域的不同与受损程度的差异，有时是一言不发，连声音也发不出来；有时是可发出"哦哦啊啊嗯嗯"等声音，但不能说出字词；有时是可说出字词，但词不达意，患者急得面红耳赤也不能正确表达自己的意思，外人也听不懂他想说什么。

感觉性失语就是患者可表达自己的意思，如可以说出"我要吃饭""我要写字"等，但始终听不懂别人说什么。

（李飞撰文）

## 第十节 听力通路

众所周知，人是通过听觉系统对声音进行收集、传导和处理的，以倾听这个充满美妙旋律的有声世界。但人类为什么能够听见声音呢？这得益于人类精妙绝伦的听觉解剖结构。本书主要介绍听力通路。

### 一、什么是人耳听觉系统

人耳听觉系统位于颅底颞部，主要分为三个部分：外耳、中耳、内耳。

外耳包括耳郭和外耳道，耳郭主要收集声波，外耳道主要将声波传递到鼓膜。

中耳的外界是鼓膜，内界是圆窗，由鼓室、乳突、听小骨和咽鼓管等构成。中耳具有将空气的低阻抗与耳蜗的高阻抗相匹配的作用，同时具有在高音下的保护作用，因此能顺利将来自外耳的声波传递到耳蜗的淋巴液。

内耳又称迷路，结构精密复杂，由骨迷路和膜迷路构成，含有听觉和平衡系统的感觉终器。骨迷路和膜迷路形状相似，膜迷路位于骨迷路之内，含有内淋巴液，膜迷路与骨迷路之间充满外淋巴液，内外淋巴液互不相通。内耳的主要作用是维持机体平衡和对声音进行分析加工，即将声音转为神经冲动，传递声音信息，然后将信息从耳蜗传入大脑皮质的听觉中枢。

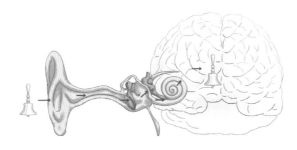

听力通路

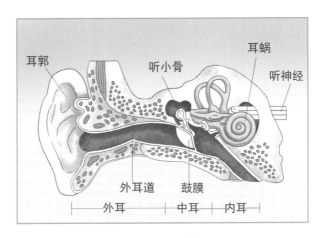

人耳听觉系统

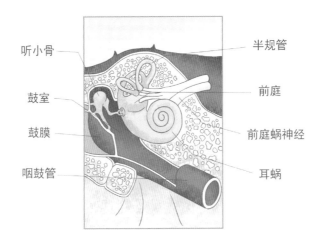

中耳的结构

## 二、听力通路

正常情况下，声波主要通过空气传导和骨传导这两条路径传入内耳，然后由内耳的内外淋巴液产生振动，螺旋器完成感音过程，随后听神经产生神经冲动，呈递给听觉中枢，大脑皮质综合分析后，最终"听到"声音。

听觉传导通路（听力通路）始于内耳的毛细胞，它与外周神经纤维相联系，将编码后的听觉神经信息传给双极细胞。双极细胞将这些信息沿听神经向脑内传递，首先到达延髓的蜗神经核，在脑桥内经过斜方体交叉至对侧，到达外侧丘系，然后经中脑上行止于下丘，再经过内侧膝状体、听辐射，最终将听觉信息传递至大脑皮质的听区颞横回。

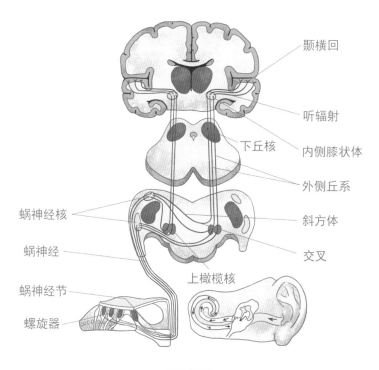

听力通路

## 三、总结

听力通路损伤是耳聋的常见原因。由于人耳具有如此精密复杂的解剖结构，形成一环接一环的完整通路，才能将外界的声波转化为被听觉中枢识别的神经信息，最终才能听到声音。

（邓兴力撰文）

# 3

CHAPTER

# 辅助检查

# CT 和 MRI

中枢神经系统包括脑和脊髓，位于被骨骼包围的颅腔和椎管内，一般物理检查不容易观察。因此，影像学检查具有重要意义，在应用中要恰当选择。

## 一、什么是 CT、MRI

CT，即电子计算机断层扫描（Computed Tomography，CT），是一种功能强大的病情探测仪器，其反应灵敏度极高，根据人体不同组织对 X 射线的吸收与透过率不同对人体进行测量，电子计算机根据测量所获得的数据进行处理后，就可摄下人体被检查部位的断面或立体图像，发现体内不同部位的微小病变。

CT 设备主要由以下三部分构成：①扫描部分由 X 射线管、探测器和扫描架组成；②计算机系统，将扫描收集到的信息数据进行储存运算；③图像显示和存储系统，将经计算机处理、重建的图像显示在电视屏幕上或用激光照相机将图像摄下。

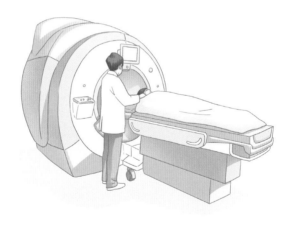

CT 设备

CT 扫描时，患者卧于检查床上摆好位置，医务人员选好层厚与扫描范围，并使扫描部位伸入扫描架内即可进行扫描。一般选用横断面扫描，层厚用 5 毫米或 10 毫米；也可选用薄层，层厚用 1~2 毫米。CT 检查分普通扫描、增强扫描和特殊扫描（如造影检查）。

MRI，即磁共振成像（Magnetic Resonance Imaging，MRI），简称磁共振，是利用原子核在磁场内所产生的信号经重建成像的一种影像技术。将人体置于特殊的磁场中，用无线电射频脉冲激发人体内的氢原子核，引起氢原子核共振，并吸收能量。在停止射频脉冲后，氢原子核按特定频率发出射电信号，并将吸收的能量释放出来，被体外的接收器收录，经电子计算机处理获得图像，这就叫磁共振成像。MRI 设备主要由磁体系统、线圈接收、控制柜、操作台四部分组成，原理就是氢原子核在磁场中产生磁化，通过射频的激发，产生磁共振现象，通过射频线圈接收磁共振信号，经过图像重建以展示人体的结构。脑部 MRI 检查常用平扫、增强、磁共振血管造影（MRA/MRV）。

CT 的密度分辨率高，能显示常规 X 射线检查无法显示的器官及其病变，检查方便，成像速度快，对颅脑疾病具有很高的诊断价值。MRI 较 CT 可以提供更多的疾病信息，MRI 对脑与脊髓病变显示效果最佳，在图像对比度及分辨率方面明显优于 CT，可从矢状位、轴位与冠状位上直接显示，而且无骨伪影。颅脑磁共振血管造影能显示脑血管的主干及较大分支，对脑血管疾病可起到筛查和初步诊断。MRI 弥散成像、功能成像、波谱成像技术对脑部肿瘤的诊断及鉴别诊断具有重要作用。

## 二、主要应用

### 1. 颅脑损伤

主要表现为脑出血、脑挫伤、脑水肿及脑肿胀。CT 不仅能清楚显示这些病变，而且可以定位、定量及评价病情的严重程度。对颅骨骨折用 X 射线检查虽然大多都能诊断，但不易显示颅底骨折及骨折并发的颅内血肿。CT 不仅可以显示 X 射线检查容易观察到的骨折，还能显示其不易显示的颅底骨折及骨折并发的颅内血肿，是颅脑损伤的最佳检查技术。MRI 在中枢神经系统疾病的诊断上也起着非常重要的作用，但在急性颅脑损伤时，其诊断价值不如 CT 高，只是在下列情况下有特殊意义：①显示较小脑挫伤，特别是脑干、颅后窝等颅底部的微小损伤病灶；②CT 平扫亚急性血肿可呈等密度，MRI 则呈高信号。

### 2. 脑肿瘤

CT 能显示密度不同的肿瘤，肿瘤一般在 1 厘米以上即可显示。高分辨扫描还能分辨某些数毫米大小的肿瘤。CT 显示钙化极为敏感，肿瘤的不同成分密度也不同，增强扫描还能反映肿瘤的血供特点和血脑屏障是否健全或完整。因此，CT 不仅可确定有无脑肿瘤，还能准确定位及定量，以及对脑肿瘤进行定性诊断，准确率为 70%～90%，是目前脑肿瘤检查的基本技术。CT 的组织密度分辨率虽高，但不如 MRI，而且 CT 主要是横断位成像，不能行矢状位扫描，在颅后窝常有颅骨伪影；而增强扫描采用的碘造影剂可能会引起不良反应。所以，有的医院更多采用 MRI 检查脑肿瘤。在影像诊断中，垂体微腺瘤、微小听神经瘤、脑膜肿瘤、脑干肿瘤及对碘过敏者，CT 的诊断价值不及 MRI。

### 3. 脑血管疾病

CT 显示脑出血常呈高密度，脑梗死常呈低密度，其诊断准确率高且迅速方便，是首选的检查技术。CT 平扫和增强扫描可显示脑动脉瘤和脑血管畸形，特别是能清楚地显示其并发症，如出血、梗死等。直径 1 厘米以上的动脉瘤在 CT 血管造影（CTA）上能清楚显示。当然 CT 也有以下不足：①亚急性或某些慢性出血在 CT 上偶可呈等密度而漏诊；②脑梗死 24 小时内 CT 不易显示，MRI 显示早期脑梗死优于 CT，特别是 MRI 采用弥散成像及灌注成像还可显示细胞毒性水肿，发现可逆性脑梗死。此外，对显示微小脑梗死，特别是小脑、脑干部位的梗死灶，CT 不及 MRI；③CT 对脑动脉瘤的敏感性较低，平扫只能发现 10%～30% 的病例，MRI 结合 MRA 可显示 3～4 毫米的动脉瘤。但显示其并发的蛛网膜下腔出血，CT 比 MRI 更敏感。对微小动脉瘤或动脉瘤并发出血，CT 和 MRI 不能明确诊断时，应进行脑血管造影检查；④CT 对脑血管畸形特别是对较小病灶的直接征象不易显示，敏感性不如 MRI，但二者结合可优势互补，常能较全面地了解动静脉畸形和海绵状血管瘤等颅内疾病的基本病理改变。诊断困难的病例需进行脑血管造影检查。

### 4. 颅内感染性疾病

CT 可对脑脓肿进行早期诊断和准确定位，能显示结核性、病毒性、真菌性感染及脑寄生虫病的各种病变。由于显示钙化敏感，因此对非活动期脑囊虫病的诊断有很高价值。但是，其软组织分辨率不如 MRI，因而颅内的某些感染性病变如脑膜炎、病毒性脑炎及脑囊虫病（活动期和退变期）在 CT 上有时不能显示，而这些病变用 MRI 常能获得证实。

### 5. 颅脑先天性畸形、脱髓鞘病及变性脑病

CT 能显示各种病变，特别是对结节硬化、斯特奇-韦伯综合征（又称脑面血管瘤病）等含有钙化病变的显示具有独特价值。但其他病变，CT 只能提供部分信息，如多发性硬化，CT 仅能显示 1/3 患者的病变，而 MRI 检查出病变的敏感性明显高于 CT，准确率几乎可达 100%。

## 三、放射安全性

一次头部 CT 放射剂量是 1~2 毫希沃特（mSv）。相当于不接触辐射性工作的人每年正常天然辐射量。而 MRI 检查通常不构成任何辐射风险。

## 四、总结

CT 的密度分辨率高，能显示常规 X 射线检查无法显示的器官及其病变，检查方便，成像速度快，对颅脑疾病具有很高的诊断价值。MRI 较 CT 可以提供更多的疾病信息，MRI 对脑与脊髓病变显示效果最佳，在图像对比度及分辨率方面明显优于 CT，可从矢状位、轴位与冠状位上直接显示，而且无骨伪影。

（王毅撰文）

---

第二节

# 脑血管检查的金标准：DSA

## 一、什么是 DSA

DSA，即数字减影血管造影（Digital Subtraction Angiography，DSA）是一种广泛应用于介入放射学和介入手术的血管显影技术。它可以把骨头这样不透明的结构通过数字技术从图像中去除（减影），从而精确地显现目标血管。

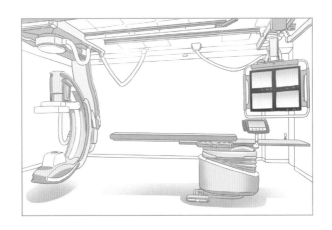

DSA设备

## 二、为什么要做 DSA

随着介入放射学和介入手术技术的发展，很多以往需要开刀的手术被血管内治疗所取代，因此，DSA 的应用也越来越广泛。和 CT 与 MRI 的血管成像相比，DSA 可以更清晰准确地显示脑血管的病变及病变的形态和范围，同时评估通过脑血管环路的双侧脑血流代偿情况。

## 三、DSA 适应证

1) 各种脑血管病变的诊断。如颅内动脉瘤、动静脉畸形、硬脑膜动静脉瘘、动脉粥样硬化性血管狭窄、急性缺血性脑卒中等。

2) 脑血管疾病的术前评估及治疗方案的选择。如：显示脑血管狭窄性病变的狭窄部位、狭窄程度和范围，并评估血流动力学以及血流代偿情况；显示动脉瘤的大小、形态、位置、瘤颈的宽窄、动脉瘤与载瘤动脉的关系；明确脑血管畸形中畸形血管团的位置，判断供血动脉和引流静脉的情况等。

3) 脑血管疾病的介入手术治疗。

4) 脑血管病治疗后的复查、随访。如动脉瘤夹闭或者栓塞术后复查，判断动脉瘤是否复发。

## 四、什么情况下不能做 DSA

对碘造影过敏或不耐受，对介入器材过敏，患有严重的心、肝、肾功能不全，穿刺点局部感染，脑疝晚期等是 DSA 的禁忌证。

## 五、DSA 是怎么做的

DSA 术前应该对患者进行详细评估，内容包括：是否患有动脉粥样硬化疾病（如冠心病）；是否患有高血压、糖尿病及肝、肾功能不良和凝血功能障碍，目前正在使用的药物；是否有过敏史，是否接触过含碘造影剂；是否有手术史，尤其是血管手术。如果以前做过血管检查，需要提供相关资料。

在介入手术室，通过局部麻醉或全身麻醉，一般选择右侧股动脉（大腿根处）穿刺动脉鞘，并置入一系列导丝和导管，通过循环系统到达颈动脉或椎动脉，注射造影剂，利用造影机的 X 射线即可清晰地显示脑血管情况。如果进行介入治疗，则导丝、导管进一步深入颅内动脉，直至目标血管置入支架或行动脉瘤栓塞手术等。

DSA 术后穿刺点加压固定 6 ~ 8 小时，避免屈腿。观察穿刺部位是否有血肿及足背动脉波动情况，避免出血（包扎过松或活动移位）和缺血（包扎过紧）。

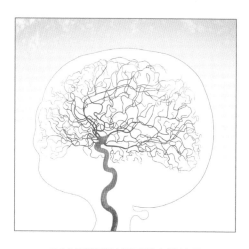

DSA能清晰地显示脑血管情况

## 六、DSA 可能的并发症

DSA 术后可能出现的并发症分为局部并发症和全身并发症。局部并发症是指穿刺部位出现的问题，最常见的是穿刺部位血肿或血栓形成，局部组织损伤，假性动脉瘤等；全身并发症包括血栓栓塞、空气栓塞、血管夹层、造影剂过敏、肾脏负担等。

## 七、总结

全脑血管造影是一个有创的检查，但因其作为脑血管检查的金标准而在临床广泛应用。以 DSA 为基础开展了越来越多的血管内介入治疗，如颈内动脉狭窄支架成形术、颅内动脉瘤介入栓塞术、急性脑卒中介入取栓术等。该技术微创、精准、住院时间短，为脑与脊髓血管病的诊疗开拓了新的天地，为脑与脊髓血管疾病患者带来新的希望。

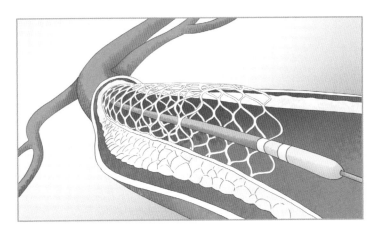

DSA为血管内介入治疗带来便利

（郭庚撰文）

## 第三节　CTA

### 一、什么是 CTA

　　CT 血管造影（CTA）是将 CT 增强技术与薄层、大范围、快速扫描技术结合，通过合理的后处理，清晰显示全身各部位血管细节。该方法具有无创和操作简便的特点，对于血管变异、血管疾病以及显示病变和血管关系有重要价值。在医学上又叫非创伤性血管成像技术。血管造影是一种介入检测方法，当显影剂被注入血管时，因为 X 射线无法穿透显影剂，血管造影正是利用这一特性，通过显影剂在 X 射线下所显示的影像来诊断血管病变。普遍使用的血管造影剂为碘试剂，在无法使用碘试剂的病例中，会使用二氧化碳作为造影剂。该技术指静脉注射含碘造影剂后，经计算机对图像进行处理，可以三维显示颅内血管系统，可以取代部分 DSA 检查。CTA 可清楚显示大脑动脉环（Willis 环），以及大脑前、中、后动脉及其主要分支。

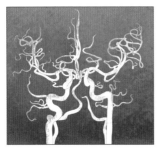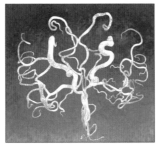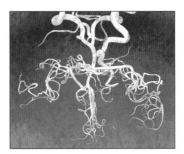

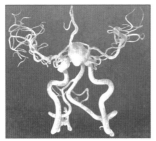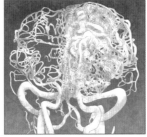

几种 CTA 图像

## 二、CTA 的作用

CTA 对缺血性或出血性神经中枢血管病变可提供重要的诊断依据。脑组织对缺血缺氧非常敏感，中断时间超过 5 分钟即可发生不可逆性损伤。在发生不可逆的梗死脑组织的周围往往存在处于缺血状态但尚未完全梗死的脑区域（缺血半暗带）。挽救缺血半暗带是急诊治疗的病理生理学基础。

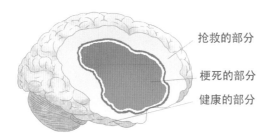

CTA 技术判断脑损伤状态并治疗

### 三、CTA 与 CTP 的比较

CTA 与 CTP（CT 灌注成像）在急性缺血性脑卒中患者的早期诊断中各具优势，CTA 对颅内动脉病变具有较高的诊断价值，而 CTP 在获取血流动力学参数方面具有明显优势。多时相 CTA 联合 CTP 全脑灌注成像在缺血性脑卒中患者侧支循环影像学诊断中能评估侧支循环水平，而建立良好的侧支循环能改善缺血性脑卒中患者的预后，有利于后期实施针对性更强的治疗。CTP 联合 4D-CTA 能较准确诊断脑血管狭窄和闭塞的程度，评估颅内整体血流代偿，有助于临床制订合理的治疗方案，提高脑血管疾病的治疗效果。

而在出血性疾病诊疗中，CTA 也发挥着重要作用。针对中枢神经系统动脉瘤、动静脉畸形、动静脉瘘、烟雾病等血管疾病，CTA 可对其形态学特征获得良好显示，其诊断准确性、特异度、敏感度较高，可以为血管内治疗及外科手术提供依据，值得推广于临床应用。4D-CTA 作为新的动态检查方法，为破裂瘤、微小动脉瘤、动静脉畸形、动静脉瘘等疾病诊断及预后提供新参考。

CTA 也可用于脑血管痉挛（CVS）诊断，主要为血管狭窄样改变患者、延迟性缺血性神经功能障碍（DIND）患者的预后提供依据。此外，在头颈部夹层的影像学检查中，CTA 也有其相应应用价值。问题血管多表现为狭窄、闭塞、迂曲、瘤样扩张甚至冗长等综合表现。

### 四、总结

随着介入放射学的发展，血管造影已经成为临床一种重要的诊断方法，尤其在介入治疗中起着不可替代的作用。血管造影在头颈部及中枢神经系统疾病、心脏大血管疾病、肿瘤和外周血管疾病的诊断和治疗中都发挥着重要作用，4D-CTA 及一站式多模影像检查有望得以进一步发展，在临床诊疗中发挥更大作用。

（出良钊撰文）

# CT 灌注成像

## 一、什么是 CT 灌注成像

灌注指血液从动脉流向毛细血管网，然后汇集到静脉的过程。为了观测这个过程，必须用一种能够被外部的仪器设备追踪到的媒介来代替血液，当造影剂在短时间内高浓度通过某一区域的毛细血管网时，我们认为它基本上可以代表血流通过的情况。CT 灌注成像（CTP）常用碘造影剂，MR 灌注成像常用 Gd-DTPA 造影剂作为媒介。

所谓 CT 灌注成像是指在静脉注射对比剂的同时，对选定的层面进行连续多次 CT 扫描，以获得该层面内每一像素的时间-密度曲线（TDC），根据该曲线利用不同的数学模型计算出血流量（BF）、血容量（BV）、对比剂的平均通过时间（MTT）、对比剂达峰时间（TTP）等参数，以此来评价组织器官的灌注状态。与常规 CT、MRI 及超声等检查不同，CT 灌注成像反映的是组织器官生理功能的改变，因此是一种功能成像。

CT 灌注成像是 CT 功能成像中重要的技术方法之一，它可以从组织细胞水平和微循环水平来揭示人体组织器官正常的生理病理解剖及病理生理改变，因此在人体脏器功能的评价、脑梗死的早期诊断、肿瘤的鉴别以及疗效评价等方面均可提供有价值的信息。

## 二、CT 灌注成像的基本原理

根据研究，1 毫克/毫升的碘浓度相当于 25 个 CT 值单位（Hu），即 1 毫克碘可使 1 毫升脑组织的 CT 值增加 25Hu，则注入人脑造影剂的量可表示为 "Hu·mL"。因此，通过测得局部脑组织或其他实质脏器造影剂的聚集量，即可获得其局部血流灌注量。

CT 灌注成像的数学计算模型包括非去卷积模型和去卷积模型两类，其原理基于对比剂具有放射性同位素的弥散特点，从肘静脉注射对比剂后，在同一区域进行重复快速 CT 扫描，建立动脉、组织、静脉的时间-密度曲线，并通过不同的数学模型计算出灌注参数及彩色函数图，从而对组织的灌注量做出评价。

## 三、CT 灌注成像的临床应用

### 1. 急性脑缺血

目前，脑 CT 灌注成像的主要临床作用之一就是评估脑缺血的情况。有文献报道，CT 灌注成像在脑缺血患者出现症状 30 分钟后就可以发现异常，表现为异常脑灌注区的脑血流量（CBF）值减低，循环血容量（CBV）正常或轻度升高，MTT 基本正常，TTP 延长或消失。对比常规 CT 和 MRI 弥散加权成像，CT 灌注成像能更早发现脑缺血，区分已梗死脑组织与缺血半暗带，是早期发现、诊断脑缺血病变有效的影像学方法，可及时指导临床的溶栓治疗。其目的在于及早和最大限度恢复血流以挽救那些功能尚可能恢复的脑组织，即缺血半暗带组织。

### 2. 肿瘤

肿瘤是血管生成依赖性疾病。肿瘤血管生成是新生血管在肿瘤血管上形成的过程。肿瘤新生血管情况是评价肿瘤生长、转移、良恶性及恶性程度的重要指标。恶性肿瘤 CT 灌注成像表现为高灌注，血流量及血容量增加。不同性质的肿瘤或分化程度不同的恶性肿瘤，其血流动力学改变也不相同。在血管生成之前，由于缺乏营养、氧气和生长因子等，肿瘤生长慢、体积小，常常在 2～3 毫米；血管生成之后，不但肿瘤生长速度明显加快，而且使其产生了转移能力，血管生成的量化标准是微血管密度计数。肿瘤恶性程度越高，其分化程度越低，肿瘤新生血管的内皮细胞越不完整，相邻的细胞间隙越大，肿瘤细胞越容易进出血管造成远处转移。CT 灌注成像可反映活体内肿瘤血管生成的微血管变化，有助于评价肿瘤的良恶性程度。虽然常规 CT 检查可提供肿瘤的解剖学影像，若将其与 CT 灌注成像联用，不仅可发现有利于诊断的额外信息和线索，还可以通过显示肿瘤病变血流灌注的病理、生理改变，能对肿瘤做出定性诊断、判断其恶性程度，可对肿瘤的分期、分级、预后提供有价值的参考信息。此外，CT 灌注成像还可以评估肿瘤对放疗的敏感性、评价肿瘤放化疗后的疗效、鉴别肿瘤复发与瘢痕组织等。

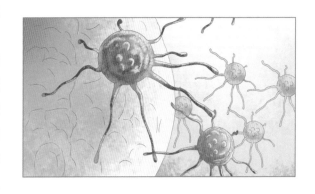

肿瘤

## 四、总结

CT 灌注成像是 CT 功能成像中重要的技术方法之一，它可以从组织细胞水平和微循环水平来揭示人体组织器官正常的生理病理解剖及病理生理改变，因此在人体脏器功能的评价、脑梗死的早期诊断、肿瘤的鉴别诊断以及疗效评价等方面均可提供有价值的信息。

（吴日乐撰文）

## 第五节 脑电图的基本原理和作用

### 一、什么是脑电图

脑电图，许多人称之为"脑电波"，并非指一种能够远距离发射和接收的电磁波，而是一种将人脑活动产生的微弱生物电，在头皮或脑内采集、放大、记录所得到的波形图。人脑内有数百亿个神经元，"放电"是它们的主要功能表现形式。它们嘈杂一片，但是最终实现了对人类思想和行为的调控。可以想象，如此数量庞大的神经元，相互之间沟通协调并非易事。事实上，当前科学界仍没有对这种协调机制给出明确的解释。神经元之间的交流信息是通过一种简单的生物电信号传递的，称之为"动作电位"。当一个神经元开始活跃时，就会产生动作电位，即"放电"，并通过细长的生物电缆，将这个电信号传输给其他神经元，从而实现彼此交流。神经元越活跃，产生动作电位就越频繁，所以我们平时所说的"动脑筋"也是有科学根据的。

既然神经元的活动和交流都靠放电来实现，那么有没有办法把这些放电显示并记录下来呢？其实方法很简单。我们是否还记得中学物理学过的电压表，只要把两个电极接在电路上就能够显示出电压差。同样，神经元在放电时，周围的电压也会发生改变。我们只要把一个电极放在神经元周围，另一个电极接零电势，就可以描绘出神经元周围的电压变化，也就能间接显示大脑的工作状态了。脑电

图仪器正是依据这个原理设计的。早在 19 世纪 20
年代，德国精神科医生汉斯·贝格尔（Hans Berger）
就画出了人类第一幅脑电图。此后的一百年间，脑
电图技术实现了巨大飞跃，成为临床医学和脑科学
研究的有力工具。

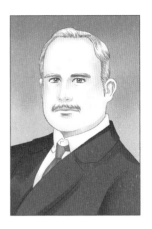

## 二、脑电图的应用

脑电图的出现让我们对大脑活动方式产生了新
的认识。对于正常大脑，不同区域的神经元一般不
会同时活跃或沉默，而是此消彼长。就像这个世界
上的几十亿人，有的工作，有的休息，人类社会才
能和谐运转。而有些生病的大脑，可能会发生某些

汉斯·贝格尔
（Hans Berger 1873—1941）

神经元持续活跃，或者大量神经元同步放电，而这会导致严重后果，如患者出现
全身抽搐等症状，这就是癫痫产生的原理。所以正常的脑电图看起来会像波光粼
粼的海面，而癫痫发作的脑电图通常会呈现出惊涛骇浪。因此在临床上，脑电图
是明确癫痫发作的有效手段。有些不易被确诊的癫痫，也可以通过脑电图甄别。

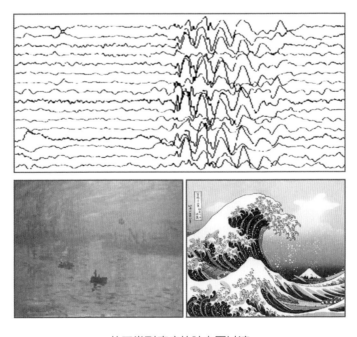

从正常到癫痫的脑电图过渡

脑电图的运用还有很多。当前临床上已开始使用"高密度头皮脑电"，以及更加精确的"皮质脑电"和"立体定位脑电"，用来帮助医生定位大脑异常放电的部位，并指导神经外科手术切除病变区域，缓解患者的癫痫症状。此外，随着获取的脑电数据愈加精确丰富，科学家正尝试破解神经元之间的交流语言，也就是"脑电解码"，期望从中得知人们的思想意图。目前我们已经能够实现将电极植入脑内，采集脑电并猜出患者的想法，进一步控制机械肢体完成简单的动作，甚至让机器代替患者讲话，这一技术终将为瘫痪、失语等神经障碍的患者带来福音。从脑电图到"读心术"，我们正在努力实现这一奇迹。

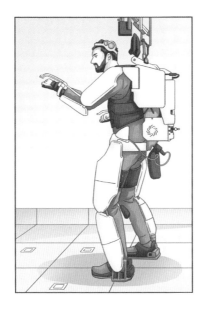

法国里昂的一位高位截瘫患者在经过 20 多个月的训练后，依靠介入头部的 2 个传感器，实现了操控外骨骼设备来助力行走

## 三、总结

脑电图是明确癫痫发作的有效手段。有些不易被确诊的癫痫，也可以通过脑电图甄别。

（陈亮撰文）

# 放射的安全性

## 一、什么是放射性

某些物质具有不稳定的原子核，这些原子核会发生衰变（发射出某种粒子，并从一种元素变成另一种元素），释放出我们肉眼看不见也感觉不到的射线。这种射线只能用专门的仪器才能探测到，物质的这种性质叫放射性。放射性有天然放射性和人工放射性之分。天然放射性是指天然存在的放射性核素所具有的放射性，而人工放射性是指用核反应的办法所获得的放射性。

## 二、哪些辅助检查具有辐射性

在很多医学检查中都会用到放射线，那么哪些辅助检查具有辐射性呢？X 射线检查（各种透视、拍片、造影、骨密度测量）和 CT 检查中，都要用到人们熟知的 X 射线，都具有辐射性。SPECT 显像以及 PET-CT，需要使用具有放射性的核素药物，所以同样具有辐射性。此外，PET-CT 在应用放射性核素的同时还要使用 CT 扫描，所以同时具有天然辐射和人工辐射。而大家熟知的磁共振检查、超声等辅助检查，并不使用 X 射线或放射性核素，所以没有辐射。

按照是否让物质发生电离（产生离子），我们把辐射分为非电离辐射（电磁辐射）和电离辐射。在日常生长中，手机、电脑、微波炉等各种电子产品都会产生辐射，但这种辐射为非电离辐射，仅有很小的加热效应，对人体作用几乎可以忽略不计。而医疗检查产生的辐射则为电离辐射，可能直接造成器官组织的损伤，并可能改变 DNA 结构，对人体易产生影响。

我们可以把放射线对人体的作用分为随机性效应和确定性效应两类。确定性效应指高于某个特定值则必然发生损害，且损害的严重程度与剂量相关；而低于这个值，损害则不会发生。这个最低值

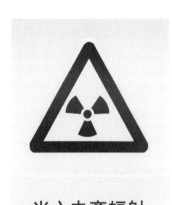

"当心电离辐射"标识

在不同器官组织以及个体存在一定差异。随机性效应是指辐射效应的发生概率与受照剂量成正比，但严重程度与剂量无关，它没有最低值，不管受照剂量的大小，都有可能发生。比如辐射有致癌效应，接受辐射越多癌症发生概率越高，但最终是否患癌是随机的，有的人接受了很低剂量的辐射就得了癌症，而有的人接受了较高剂量的辐射也没有出现任何异常。

经过多年研究和科学实验，目前认为人体短时间接受低于 100mSv 的 X 射线辐射剂量是安全的。接受 X 射线检查有多大剂量呢？经过测量，拍一张胸片的平均剂量是 0.02mSv，相当于暴露于天然本底辐射时长 3 天的受照剂量；做一次骨密度检查的平均剂量是 0.001mSv，头部 CT 的平均剂量是 2mSv；相对剂量较大的诊断性冠状动脉摄影平均剂量也仅有 7mSv，远低于安全阈值。至于 SPECT-CT 和 PET-CT 检查，需将放射性药物注入患者体内，一些人担心有隐患，其实没必要。一方面，医生会严格控制放射性药物的使用剂量；另一方面，这些检查使用的都是无毒、半衰期很短的核素，检查完后多喝水、多排尿即可。

### 三、放射性诊疗的注意事项

1）孕妇要尽量避免接受放射性检查，尤其是孕早期（怀孕前 3 个月）。孕早期就医要主动告诉医生自己处于孕期。

2）受检者要主动使用医院提供的铅围脖、铅帽、三角巾、铅围裙等防护用品，对非受检部位特别是甲状腺、乳腺、性腺等敏感组织和器官进行屏蔽防护；陪伴患者受检的家人也应穿戴铅防护衣等防护用品。

3）尽量避免短时间内频繁地接受放射性检查。

### 四、总结

X 射线检查和 CT 检查是具有辐射的；SPECT 显像以及 PET-CT，需要使用具有放射性的核素药物，所以同样具有辐射性。此外，PET-CT 在应用放射性核素的同时还要使用 CT 扫描，具有人工和天然两种辐射。大家熟知的磁共振检查、超声等辅助检查是没有辐射的。

（刘晓民撰文）

# 放射的剂量

## 一、什么是放射的剂量

辐射对于人体的损伤与辐射剂量是分不开的。事实上，所有放射性的检查都有辐射，但是作为必要的医疗手段，其辐射剂量是相对固定和安全的。遵循检查原则，偶尔进行一两次这样的检查并不会对健康造成显著影响。

根据国际放射防护委员会在 1990 年的建议，对于公众因任何工作和生活引起的辐射建议剂量限值定为 1mSv/年，一般的医学放射性检查是安全的。

## 二、检查时的防护原则

因为辐射的不确定效应，在进行具有放射性检查时，应当进行适当防护。进行防护时，要遵循国际放射防护委员会基本辐射防护的 3 个原则：①正当化原则：必须保证电离辐射的应用实践对人群的危害小于利益；②最优化原则：任何照射保持在合理最低水平，避免不必要的照射；③限值化原则，保证个人所受剂量不超过规定相应剂量限值，将放射性检查带给受检者的危害降到最低。

## 三、防护辐射，减少伤害

### 1. 避免重复检查

就是减少对同一部位进行放射性检查的次数；尽可能配合医生的摆位要求，检查时保持体位不变动，避免因为伪影而需要重复检查；以前做过的影像资料要保存好，在复查中供医生对比诊断，从而避免不必要的再次检查。

### 2. 避免不必要的受照

告诉医生确切的不适部位，对需要检查的部位进行针对性检查，从而避免其他部位接受不必要的照射；检查时采用适当的遮盖物覆盖不应暴露的敏感部分，主要包括甲状腺、生殖器等部位；在其他人做检查时，不要待在检查室，应该远离射线源，且越远越好。

### 3. 对于特殊人群要慎重选择放射性检查

婴幼儿、孕妇要谨慎，不到万不得已不做具有放射性的检查，必须做时一定要做好防护措施，非照射部位要用铅裙、铅围脖或铅帽遮挡好。孕妇在做非腹部盆腔检查时一定要用铅裙保护好胎儿。备孕男女更需远离 X 射线辐射，备孕前半年不要接触放射性检查；如果不慎做了，建议 3 个月后再怀孕。

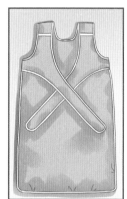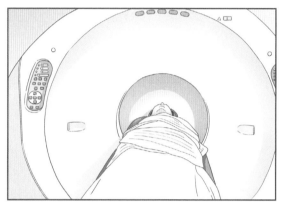

特殊人群做放射性检查时一定要做好防护

## 四、总结

合理应用放射性检查会对诊治疾病带来极大便利。这些检查的辐射剂量很小，只会产生短期效应，人体能够自身修复，所以危害相对较小。但是，高辐射剂量可能对人体器官、细胞产生有害的生物效应，因此需要严格掌握放射性检查的适应证，合理应用，让这些检查发挥应有的作用。

（刘晓民撰文）

# 造影剂

## 一、什么是造影剂

造影剂即对比剂，是通过经血管注入或口服进入人体组织或器官，达到增强影像观察效果的化学制剂。

临床中常用的造影剂包括碘造影剂、钆造影剂、超顺磁性氧化铁、放射性核素以及与超声相结合的多模态造影剂。这里主要介绍神经系统疾病诊断中常用的碘造影剂和钆造影剂。造影剂剂量与设备、扫描方案和患者病情有关，并非一成不变。

## 二、造影剂的临床应用

### 1. 造影剂在脑肿瘤中的应用

增强 CT 及增强 MRI 是临床上诊断颅内占位性病变的最常用方法，相比于非增强 CT 和非增强 MRI，前者能清晰显示肿瘤的边界、评价肿瘤的血供等情况，辅助判断肿瘤的性质。

### 2. 造影剂在血管类疾病中的应用

我国已逐渐步入老龄化社会，脑血管疾病发病率逐年上升。随着影像学的不断发展与进步，CT 血管造影（CTA）、磁共振血管造影（MRA）、数字减影血管造影（DSA）等影像学技术已广泛应用于临床。

CTA 在进行脑血管类疾病诊断时通常使用 5~7 毫升/秒的速度经静脉注射碘造影剂 50~70 毫升。在此过程中进行连续薄层容积扫描获取头颈部的原始数据，利用计算机三维重建技术最终得到被检查者的脑血管成像。

CT 灌注成像（CTP）主要是用来评估脑组织的微循环及血流灌注情况。它是以 5~8 毫升/秒的速度经静脉注入总剂量为 40~50 毫升的造影剂，选择感兴趣层面，分别在注射造影剂前、中、后以每 1~2 秒获取 1 个图像的速度对感兴趣层面进行动态 CT 扫描，过程共需要 40~50 秒。

MRA 的检查方法主要有时间飞越法（TOF）、相位对比法（PC）及增强磁共振血管造影（CE-MRA）。其中 CE-MRA 需要通过经静脉团注射钆造影剂来获取血管图像，其优势在于对血管具有较好的空间分辨率，常用的方法是使用注射器将 20 毫升的钆造影剂以 2～3 毫升/秒的速度注入血管内。

DSA 是心脑血管成像的金标准。以脑血管造影为例，主动脉弓造影的造影剂剂量为 20～25 毫升，速度 15～20 毫升/秒，压力 500～600PSI（磅力/平方英寸）；颈总动脉及锁骨下造影剂剂量为 7～9 毫升，速度 5～7 毫升/秒，压力 300PSI；颈内动脉、颈外动脉、椎动脉造影剂剂量为 3～6 毫升，速度 2～5 毫升/秒，压力 200～300PSI；3D-DSA 造影剂剂量为 15～18 毫升，速度 3 毫升/秒，压力 300PSI。

### 3. 造影剂剂量

由于市场上所含的不同碘类制剂的造影剂类别丰富，各类产品碘的含量不等，导致各类产品建议使用的碘造影剂剂量尚无统一标准。一旦超剂量使用，有可能带来严重的临床后果，因此，根据受检者的特质对造影剂进行个性化使用会更精确、更安全。

## 三、造影剂的不良反应与处理

常见的造影剂不良反应主要有过敏反应（特异性/非剂量依赖性）、造影性肾病（非特异性/剂量依赖性）。

对于过敏反应，可以通过过敏试验与药物治疗（抗组胺药、肾上腺素等）进行及时处理。而剂量依赖性的不良反应可能是防治的重点，这类不良反应与造影剂的剂量、注入方式、速度和理化性质密切相关，表现为造影剂对器官或系统所产生的反应。

造影性肾病的主要应对措施包括：①对所有行造影患者进行危险评估分级。②对所有行造影患者进行充分水化治疗。③对造影剂进行预处理（加热至37℃）。④控制造影剂使用量，包括尽可能使用最低剂量；尽量采取合适的投照体位以减少每次推注量；避免短时间内大量快速和连续推注；对慢性闭塞或复杂多支血管病变进行血管内治疗时，应尽量避免重复和不必要的操作，以减少造影剂推注次数和用量，并可以考虑分次进行手术等。⑤应用等渗或低渗型造影剂。

## 四、总结

增强扫描是影像学中检查以及诊断的重要组成部分，合理使用造影剂将有助于疾病的评估以及鉴别诊断。在使用造影剂之前，需要充分了解其安全性，对于具有基础疾病、肾功能不全、过敏等严格禁忌证者，使用造影剂一定要慎重。

（汪阳撰文）

## 第九节　高分辨率磁共振成像

### 一、什么是 HR-MRI

高分辨率磁共振成像（HR-MRI）是采用高场强磁共振扫描设备及多通道线圈，显著提高图像空间分辨率和信噪比，从而获得高质量图像的技术。相对于传统的影像学技术（CT 及 MRI），由于其高分辨率可实现组织解剖学上的清晰显示，从而广泛用于微小结构的疾病诊断，包括脑垂体、软骨、韧带、神经、肠管、心脏瓣膜等相关疾病。

近年来，HR-MRI 技术被广泛应用于脑血管相关疾病的诊断，除了高分辨率这一优势外，由于其独特的"黑血"及"亮血"技术的使用能提高血液与血管壁的对比，可以有效区分血管的管腔及管壁，成为评估脑血管管壁结构的理想工具。

HR-MRI 序列主要包括 T1 加权成像（T1WI）、T2 加权成像（T2WI）、质子密度加权成像（PDWI）以及对比增强 T1 加权像等序列，以上序列对血管管壁的显示各具特点。T1WI 序列的优势较为明显，该序列运用血液及管壁邻近的脑脊液抑制技术，可同时获得"黑血"及"黑脑脊液"，避免血液与血管壁产生伪影而清晰显示血管壁，T1WI 序列进行钆造影剂增强可显示血管壁的强化情况；T2WI 序列也可获得"黑血"，但无"亮脑脊液"，适用于对钆造影剂有禁忌的患者；PDWI 序列也可获得"黑血"信号，但对脑脊液信号的抑制较弱，其特点在于可以更清楚地显示血管边缘及管腔。

## 二、HR-MRI 的临床应用

这里主要介绍 HR-MRI 在脑血管相关疾病中的应用。

### 1. 颈动脉颅外段等大血管

HR-MRI 是一种在颅内动脉粥样硬化早期就可以进行识别和诊断的方法，可以研究疾病的病理变化以及对粥样硬化斑块进行定量评估，包括测量血管壁厚度、管腔面积、斑块负荷及其性质。通过显示管壁和斑块的结构，辅助判断管壁重构模式和斑块是否稳定，对患者的诊断、治疗及转归具有重要意义。

### 2. 颅内血管相关性疾病

1) 颅内动脉粥样硬化性狭窄：由于颅内血管小、斑块小，虽然斑块的判读类似于颅外段颈动脉，但不如后者清晰，主要是利用 T1 和 T1 增强序列观察是否有偏心和不均匀的管壁内信号强化。

2) 烟雾病：烟雾病是一种病因不明的慢性脑血管闭塞性疾病，主要表现为双侧或单侧颈内动脉终末端、大脑中或大脑前动脉起始段狭窄或闭塞，伴有异常血管网形成的脑血管疾病。使用 HR-MRI 检查发现，烟雾病患者狭窄血管部位具有更小的血管外径、偏心斑块少见、局部增强不明显，这些均为烟雾病的早期鉴别诊断提供了重要依据。

3) 血管炎症：血管炎症所造成的血管炎性改变及破坏性特征也是导致脑卒中发生的重要原因之一。血管炎性病变在 HR-MRI 所表现的影像学特征为血管的同心环壁弥漫性增厚并伴有钆增强，狭窄的血管管壁光滑。

4) 颅内动脉夹层：颅内动脉夹层是年轻人脑卒中的常见病因，HR-MRI 对动脉夹层影像可表现为内膜瓣、双腔征以及壁内血肿等相关特征，有时可以部分代替 DSA 检查诊断动脉夹层或夹层动脉瘤。

5) 颅内动脉瘤：颅内动脉瘤是蛛网膜下腔出血的首要病因，致残率及致死率可达 1/3。对于未破裂颅内动脉瘤是否要处理一直存在争议。利用 HR-MRI 可直接观察动脉瘤的瘤壁，筛查动脉瘤破裂的高危因素（如瘤壁薄、炎性反应、血栓形成等），有助于预测未破裂动脉瘤的稳定性，为干预时机提供依据。

6) 脑小血管病：脑小血管指脑部小血管，包括小穿支动脉、小动脉、毛细血管及小静脉等，它们构成了脑组织血供的基本单位。脑小血管病是指上述小血管发生的各种病变所导致的临床、认知、影像学及病理表现的综合征。通过 HR-MRI

检查脑小血管病相关脑实质损害和脑小血管病相关急性深部脑梗死患者，发现脑小血管管壁的斑块与急性深部脑梗死相关，而血管的扩张与脑实质损害相关。

## 三、HR-MRI 的优势与不足

### 1. 优势

1）HR-MRI 被认为是目前对颅内动脉最好的无创活体管壁成像技术，能综合性观察到血管腔及血管壁特征，提高了疾病诊断准确率。

2）有助于明确血管疾病病因，指导个体化治疗。

3）能观察疾病的动态进展及治疗效果。

### 2. 不足

1）颅内病理样本采集较难，HR-MRI 图像特征与病理之间的关联还需进一步研究证实。

2）虽然其分辨率高，但仍可能无法对颅内斑块的某些成分达到精准识别及对穿支动脉的真实结构进行重现。超高场强 HR-MRI 的应用将有望实现上述目标，但由于更高的场强会导致组织吸收热量增加，可能对患者安全造成威胁。

3）当前 HR-MRI 扫描时间较长，要求患者配合度高，因此对扫描时间及更佳的成像质量的序列优化也需要进一步研究。

## 四、总结

HR-MRI 是相对于普通磁共振而言，它可以更清楚地了解颅脑内部情况。该技术是在普通磁共振了解颅内病变后，针对问题病灶进行更深入的研究。该技术主要应用于血管壁检查，可确定血管壁斑块的具体位置，了解血管斑块是否稳定，是否有新生小血管形成及对血管的重构；可较好地指导介入治疗，降低手术风险；还可对脑血管病因做鉴别诊断，为疾病的鉴别提供较好的影像病理学帮助。

（汪阳撰文）

# 磁共振波谱成像

## 一、什么是磁共振波谱成像

磁共振波谱（Magnetic Resonance Spectroscopy，MRS）是利用磁共振化学位移现象来测定组成物质的分子成分的一种检测方法，是目前唯一能检测活体组织代谢产物的无创方法。通常采用氢质子（1H）所处的分子结构不同，导致进动频率存在差异，因此它们在 MRS 谱线中共振峰也有所不同，进而判断化合物性质与含量。

## 二、MRS 的影响因素

MRS 所需信号的激发、空间定位、探测采集等技术均与 MRI 类似，但其最终的表现形式不同。MRS 是将时间域函数转换为频率域函数。波谱特点：①得到代谢物的信息，而非解剖图像；②对磁场强度和均匀度有更高的要求；③MRS 信号较弱，需要多次采集才能得到足够的信号信息；④得到代谢物的含量通常是相对的，一般以两种或几种代谢物含量比来反映组织的代谢变化；⑤MRS 最好在注射对比剂前测量，对比剂可能改变 MRS 谱线图像的形状。

## 三、MRS 常见的代谢物

1）N-乙酰天门冬氨酸（N-acetyl aspartate），是正常脑组织 1H MRS 中的第一大峰，是神经元功能完整性的标志，病理过程中它的浓度一般会下降，仅存在于神经元中，而不会出现在胶质细胞中。其含量多少反映神经元的功能状况，降低的程度反映神经元受损情况。

2）胆碱（Choline），是细胞膜活动的指标，当细胞密度增加，比如在肿瘤中，胆碱浓度会上升，恶性程度高的肿瘤中 Cho/Cr 比值显示增高。

3）肌酸（Creatine），正常脑组织中的第二高峰，健康脑组织中浓度较为固定，因此常作为其他代谢物信号强度的参照物。是能量代谢物的提示物，在低代谢状态下增加，在高代谢状态下下降。

4）乳酸（Lactic acid），正常脑组织中几乎不可见，此峰出现说细胞内有氧呼吸被抑制，糖酵解过程增强。

5）谷氨酸盐/谷氨酰胺（Glutamate/Glutamine），是一种兴奋性神经递质，在线粒体代谢中有重要功能，为抑制性神经递质，参与神经递质的灭活和调节活动，Glu/Gln 是细胞损伤的标志。

6）肌醇（Myo-inositol）：仅在 TE 回波中可见，参与肌醇+三磷酸-细胞内第二信使的循环，是胶质细胞的标志，反映渗透压的异常，其浓度减少与高渗透现象有关。

## 四、总结

磁共振波谱在世界范围内被用作磁共振成像的辅助手段，用于几种常见的神经系统疾病，包括脑肿瘤、遗传性代谢疾病、脱髓鞘疾病和感染性局灶性病变。临床上将使用 MRS 检查的疾病范围可能会扩大；潜在的例子包括神经退行性疾病和癫痫。鼓励将磁共振波谱数据采集和分析技术用于临床，以及将通过这些技术获得的规范性数据标准化。

（郝强撰文）

# 第十一节 正电子发射断层成像

## 一、什么是正电子发射断层成像（PET）

正电子发射断层成像（Positron Emission Tomography，PET）是一种核成像技术，可以显示体内代谢过程。PET 的基础是检测由正电子发射放射性核素（也称为放射性药物或放射性示踪剂）间接发射的伽马射线对。将示踪剂注入生物活性分子的静脉中，PET 系统灵敏的探测器捕获身体内部的伽马射线辐射，并使用软件绘制三角测量排放源，创建体内示踪剂浓度的三维计算机断层扫描图像。

## 二、PET-CT 以及 PET-MRI

大多数独立 PET 成像系统已经被混合 PET-CT扫描仪所取代，它将单独的 PET 和 CT 成像系统组合成一个系统，以便使 PET 和 CT 进行融合，同时成像。CT 系统提供解剖学细节，有助于 PET 成像的衰减校正，从而实现更准确、更清晰的 PET 图像重建。

PET-MRI 是将 PET 的分子成像功能与 MRI 卓越的软组织对比功能结合起来的一种新技术，包括同机融合 PET/MRI 和异机融合 PET/MRI。它可以对在组织中扩散的疾病细胞进行成像。该系统可以分别收集 PET 和 MRI 影像，融合了 PET 对病灶的敏感检测优势和 MRI 的多序列成像优势。PET/MRI 检查与其他手段相比，其灵敏度高、准确性好，对许多疾病（尤其是肿瘤和最为常见的心脑血管疾病）具有早期发现、早期诊断的价值。

## 三、PET 检查的临床应用

一般而言，放射科医生评估 PET 成像以定位癌细胞并识别任何转移区域。然后进行成像以通过测量代谢或肿瘤体积的减少来监测放疗或化疗的有效性。在代谢肿瘤反应的核成像中，使用的标准是用 F-18 FDG PET 评估。使用实体肿瘤中的 PET 反应标准（PERCIST）报告测量进行定量测量。癌症治疗在不断发展，因此虽然了解这些标准很重要。

## 四、总结

PET-MRI 检查与常用的 PET-CT 比较，CT 存在扫描过程中产生辐射的问题，而 MRI 对人体无任何辐射损伤，一定程度减少了患者除成像药物外所接受的放射剂量；同时，MRI 的软组织分辨率也远高于 CT，可以更好地提供解剖学精细信息。

（郝强撰文）

# 神经电生理检查

## 一、什么是神经电生理检查

神经电生理检查可以测量并记录人体器官、神经等组织的膜电位改变，被广泛运用于临床各种疾病的检查，临床医学上常见的神经电生理检查包括肌电图、诱发电位和脑电图、脑磁图、大脑皮质及深部脑电图和动态脑电图，其中应用较广泛的是肌电图和脑电图。

## 二、神经电生理检查的基本原理

神经电生理检查是用电生理仪器、微电极、电压钳及膜片钳等工具记录或测定整体动物或离体器官组织、神经和细胞离子通道等的膜电位改变、传导速度和离子通道的活动的方法。

## 三、神经电生理检查常见的临床应用

1）肌电图：将电极针送至骨骼肌内，以记录肌肉的电活动，可以用来检查人体的运动、感觉神经传导速度、瞬目反射等，适用于腕管综合征、腰椎间盘突出的患者，可以检查躯体的活动功能是否良好。

2）脑电图：将电极安放在头皮上，可以测定和记录脑细胞自发性和节律性的电活动。常被用于诊断癫痫、精神分裂症、抑郁症等神经精神疾病，还可用于脑外伤或缺氧性脑病等疾病，用于诊断脑神经损伤程度。

## 四、总结

神经电生理检查被广泛运用于临床上各种疾病的检查中，常见的神经电生理检查有肌电图、脑磁图、大脑皮质及深部脑电图和动态脑电图等。这些检查能够帮助临床医生快速地判断患者的神经系统疾病，是临床上进行神经功能检查的重要手段以及疾病鉴别的重要组成部分。

（郝强撰文）

# 4

CHAPTER

## 感染性疾病

## 一、什么是脑膜炎

脑膜炎是指软脑膜的弥漫性炎症性改变。此病通常伴有细菌或病毒感染，比如耳部、鼻窦或上呼吸道感染。脑膜炎是一种严重的感染性疾病，需及时治疗。如果治疗不及时，可能会在数小时内死亡或造成永久性的脑损伤。

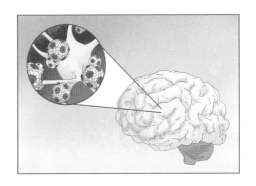

脑膜炎

## 二、脑膜炎的病因

由细菌、病毒、真菌、螺旋体、原虫、立克次体等各种生物性致病因子侵犯软脑膜和脊髓膜引起。

### 1. 化脓性脑膜炎

由各种化脓性细菌引起的脑膜炎，是细菌性脑膜炎中的一大类，为颅内的严重感染之一，化脓性脑膜炎与脑脓肿常并存。常见致病菌有 3 种，即流感嗜血杆菌 B 型、脑膜炎奈瑟菌和肺炎链球菌。通常一小部分健康人鼻内或体表携带这些病菌，但不侵害人体，通过咳嗽或打喷嚏传播。人体最易在患感冒时被病菌感染，因为鼻炎使细菌进入颅内变得极为容易。

### 2. 结核性脑膜炎

是由结核分枝杆菌引起的脑膜非化脓性炎症。约占全身性结核病的 6%，是最常见的中枢神经系统结核病，不仅是结核病中最严重的病型，也是小儿结核病死亡的最主要原因。近年来，结核性脑膜炎的发病率及死亡率都有增高趋势。

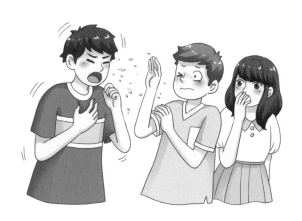

细菌性脑膜炎可通过空气飞沫传播

### 3. 病毒性脑膜炎

是多种病毒引起的中枢神经系统的感染。能引起脑膜炎的病毒大多数为肠道病毒，其次为流行性腮腺炎病毒、单纯疱疹病毒及腺病毒。病毒常侵犯脑实质而呈脑膜炎表现，属无菌性脑膜炎。

## 三、脑膜炎的临床表现

### 1. 化脓性脑膜炎

以发热、头痛、呕吐、烦躁等症状为主要表现。神经系统检查和脑脊液检查异常。由于婴幼儿抵抗力较弱，血脑屏障发育未完善，细菌易侵入大脑神经系统。一般为身体其他部位感染引起败血症，细菌进入大脑所致。部分由于中耳炎、头部外伤后感染，细菌直接进入脑膜所致。

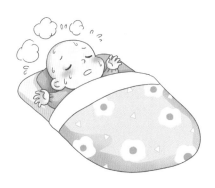

婴幼儿对化脓性脑膜炎抵抗力弱

### 2. 结核性脑膜炎

多起病隐匿，早期表现为患儿精神状态改变，如烦躁好哭、呆滞、不喜欢游戏，还可有低热、食欲减退、呕吐、睡眠不安、消瘦表现。

年长儿可自诉头痛。如果病情严重，头痛呈持续性并加重，呕吐加重并变为喷射性，逐渐出现嗜睡，还可出现抽搐。病情进一步加重则出现昏迷，频繁抽搐，四肢肌肉松弛、瘫痪。还可出现呼吸不规则，部分患儿死亡。

### 3. 病毒性脑膜炎

通常起病急，有剧烈头痛、发热、呕吐、颈项强直、典型的脑膜刺激征如克氏征（Kernig 征）阳性，并有全身不适、咽痛、畏光、眩晕、精神萎靡、感觉异常、肌痛、腹痛及寒战等。部分患者可出现咽峡炎、视物模糊等症状。

## 四、脑膜炎的诊断

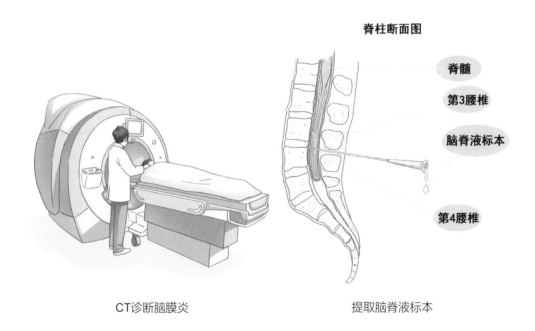

脊柱断面图

脊髓

第3腰椎

脑脊液标本

第4腰椎

CT诊断脑膜炎　　　　　　　　　　提取脑脊液标本

根据患者的临床表现，血常规、结核菌素实验及头部 CT 或者 MRI 检查等，确诊需要脑脊液检测。

## 五、脑膜炎的治疗

细菌性脑膜炎的治疗主要是根据脑脊液涂片和培养找到细菌，根据药物敏感试验选择有效的抗生素，及时治疗，以减少后遗症。对症处理高热，控制抽搐，降低颅内压，减轻脑水肿；使用激素减少颅内炎症粘连。结核性脑膜炎主要是抗结核治疗。

抗生素对病毒性脑膜炎不起作用，应该加用抗病毒药物。

## 六、脑膜炎可能的后遗症

1) 脑积水。

2) 颅神经受损麻痹：如耳聋、视力障碍、斜视、面神经瘫痪等。

3) 脑底血管炎症致管腔阻塞：引起相应部位脑缺血或梗死。

## 七、总结

1) 儿童起病急，高热，常诉剧烈头痛，精神差，乏力，食欲减退，频繁呕吐。

2) 确诊需要行腰椎穿刺术和脑脊液检测。

3) 早期诊断和治疗可提高疗效，减少死亡率。

（彭浩撰文）

---

**第二节** 脑脓肿

## 一、什么是脑脓肿

脑脓肿是指化脓性脑炎、脑脓肿和脑脓肿包膜的形成。主要由化脓性细菌感染引起，少数由真菌和原虫侵入脑组织引起。常见致病菌是金黄色葡萄球菌、变形杆菌、大肠杆菌和链球菌。

## 二、脑脓肿的病因

脑脓肿大多数继发于颅外感染，少数由开放性颅脑损伤或开颅术后感染所致。

### 1. 来自邻近化脓性病灶

以慢性化脓性中耳炎或者乳突炎并发胆脂瘤引起者最常见，称作耳源性脑脓肿。脓肿多数位于同侧颞叶。额窦炎或筛窦炎可引起同侧额叶凸面或底面的脓肿，称鼻源性脑脓肿。

血源性脑脓肿，多因脓毒症或者远处感染灶经血行播散到脑内而形成，多见于肺源性脑脓肿和心源性脑脓肿。此外，皮肤软组织感染、骨髓炎、牙周脓肿、腹腔脓肿等均可成为感染源。

### 2. 创伤性脑脓肿

开放性颅脑损伤，颅内异物或者碎骨片残留，颅底骨折脑脊液漏等均可形成脑脓肿。

### 3. 医源性脑脓肿

各种经开颅术后出现的脑脓肿。

### 4. 隐源性脑脓肿

感染源多不明或隐蔽。可能由于脑部感染较轻，身体抵抗力强，应用抗生素后感染暂时被控制。

## 三、脑脓肿的临床表现

首先，有近期感染或者慢性中耳炎急性发作史，患者有发热、头痛、全身乏力、肌肉酸痛、食欲不振等表现。隐源性脑脓肿可能无任何临床症状。

其次，出现头痛、恶心、呕吐等颅内压增高表现，严重者可能出现意识障碍，甚至脑疝。根据脑脓肿发生部位不同，还可以出现特殊的临床表现：颞叶脓肿可出现欣快、健忘等精神症状，轻偏瘫和感觉性失语；额叶脓肿常有表情淡漠、记忆力减退、偏瘫、对侧肢体局灶性癫痫等；顶叶脓肿以感觉障碍为主；小脑脓肿可表现为共济失调、肌张力降低、强迫头位和脑膜刺激征等。

## 四、如何诊断脑脓肿

1) 患者有化脓性感染病史并有近期急性或亚急性发作史。

2) 颅内占位表现。

3) 外周血白细胞计数明显增高。

4) 早期怀疑脑脓肿可以行头颅 CT 检查，典型成熟期脑脓肿 CT 平扫多表现为边界不清楚、形态不规则低密度影。强化后脓肿中央为低密度区，周围有薄壁，光滑，有均匀一致的环形强化。磁共振检查表现为脓肿中心与水肿带 T1 呈低信号，T2 呈高信号，DWI 呈高信号，此为特征性表现。增强扫描后，脓肿壁呈明显的环形强化。

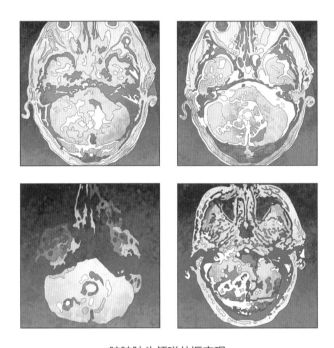

脑脓肿头颅磁共振表现

## 五、脑脓肿的治疗

首先应根据患者的具体情况、不同病期采用不同的治疗方法。

### 1. 急性脑炎期

对处于急性脑炎期感染尚未局限化、脓肿包膜尚未形成者，应以内科治疗为主。全身应用抗生素，因为此时尚无法进行细菌学检查，无法确定病原菌及治疗敏感药物，因而应选用广谱抗生素并联合用药，剂量应用足。

### 2. 包膜形成期

脓肿包膜形成约需 3 周，因而 3 周以前者宜采用内科治疗，如患者颅内压很高，已有脑疝迹象者，应及时采用适当的外科治疗。手术可分为两种：①立体定向脓肿穿刺引流：其特点为定位准确，损伤小，操作简便，安全可靠，适用于较小的位于重要功能区或脑深部的脓肿，也可用于多发性脓肿的多点穿刺。②手术切除：适用于包膜完整形成，且包膜较厚者；位于非功能区，位置表浅，手术可到达者；经穿刺引流治疗无效者；多房型脓肿，占位效应明显，可能出现脑疝者。

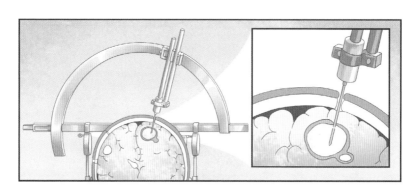

立体定向脓肿穿刺引流

在治疗脑脓肿的同时，还需去除潜在诱因，如中耳炎、牙龈炎等，及时请专科医生处理，减少复发。还应该积极治疗基础疾病及易感因素，如糖尿病、免疫缺陷等，以改善患者的预后。

## 六、脑脓肿的并发症及临床结局

影像学提示脓肿增大、脑水肿或潜在脑疝形成的患者，其临床结局往往不佳，病情恶化会出现意识减退、神经功能缺陷加重。最严重的并发症是脓肿破裂进入脑室，导致急性脑室炎和脑水肿，部分患者不得已必须接受二次手术治疗，所以死亡率较高。有些患者可能出现继发性癫痫，需要长期口服抗癫痫药物控制。

## 七、脑脓肿的预防

防止和减少耳、鼻部慢性炎症性疾病，尽早彻底治疗耳、鼻部化脓性炎症，以及胸腔和其他部位的感染病灶，对开放性颅脑损伤应及时彻底清创，去除异物，是减少颅内脓肿的有效措施。

## 八、何时就诊

如果近期有感冒或者慢性中耳炎、鼻窦炎急性发作史，并出现明显头痛、发热、乏力，就应该及时到当地医院就诊，行头颅 CT 检查排查脑脓肿的可能。

## 九、总结

脑脓肿是脑组织的急性化脓性感染。病因多为临近部位化脓性病灶直接蔓延或者全身其他部位化脓性感染病灶经血行播散而来。还有部分外伤性、医源性原因导致的颅内化脓性感染。头颅 CT 及 MRI 多能确诊。初期脑脓肿以抗感染治疗为主，若效果不佳或者已经形成脓肿，需行外科手术。脑脓肿预后良好，但可能出现继发性癫痫、脓肿复发等问题，需要引起足够重视。

（董志强撰文）

| 第三节 | 脑包虫病 |

## 一、什么是脑包虫病

脑包虫病又称脑棘球蚴病，是细粒棘球绦虫棘球蚴侵入脑部而引起的疾病。该病是一种自然疫源性疾病，分布广泛，主要流行于畜牧区，因人吞食带有虫卵的食物而致病。可发生在脑内任何部位，以额叶、颞叶和顶叶多见，也可见于小脑、脑干、脑室等。临床中又将其分为囊型包虫病和泡型包虫病两种类型，常合并肝、肺或其他脏器包虫病。近年来，随着高分辨率 CT 和 MRI 在临床的应用，脑包虫病的检出明显增多。

## 二、脑包虫病的病因

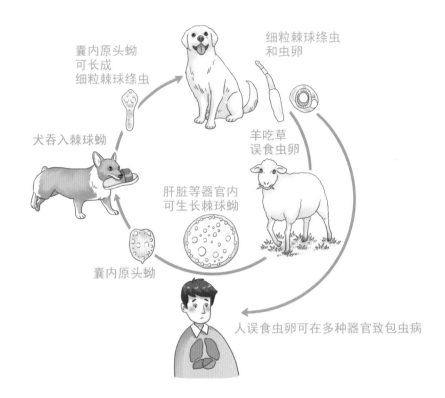

囊内原头蚴
可长成
细粒棘球绦虫

细粒棘球绦虫
和虫卵

犬吞入棘球蚴

羊吃草
误食虫卵

肝脏等器官内
可生长棘球蚴

囊内原头蚴

人误食虫卵可在多种器官致包虫病

包虫病的传播途径

家犬是本病的主要传染源，也是细粒棘球绦虫的终宿主。在流行地区的羊群常感染包虫病，当地人民常以羊或其他家畜的内脏喂狗，包虫在狗的小肠内发育为成虫，即细粒棘球绦虫。虫卵随狗粪排出体外，人和狗密切接触，通过被污染的手或饮食吞入虫卵而感染。进入人体的虫卵在十二指肠孵化成六钩蚴并吸附于肠黏膜，然后穿过肠壁静脉进入门静脉系统，大多数随血流到达肝脏，少数虫体通过血液循环到达脑组织并生长发育，引起脑包虫病。

### 三、脑包虫病的临床表现

囊型包虫病最初临床症状不明显，随着囊肿的不断增大，压迫周围组织，头痛和呕吐成为其最常见的特征表现。其他表现有癫痫、轻偏瘫、视觉障碍、共济失调等。

泡型包虫病最常见的临床表现为癫痫，早期可表现为头痛、视物模糊、癫痫等，后期逐渐出现颅内高压症状如头痛加重、恶心、呕吐、视力减退、视乳头水肿等体征。此外，由于脑泡型包虫病多是肝泡型包虫病转移，因此，患者常同时伴有两型包虫病共存的症状、体征。

## 四、脑包虫病的诊断

### 1. 流行病学诊断

流行地区居住史及生活史、牛羊及家犬密切接触史对临床诊断具有重要参考意义。

### 2. 实验室检查

1）周围血象：嗜酸性粒细胞增高达 12%～59%。

2）腰椎穿刺：脑脊液压力升高，脑脊液内嗜酸性粒细胞增高。

3）免疫学检查：间接血凝试验（IHA）、颗粒凝集试验、免疫电泳（IFA）、双向扩散试验（DD）、间接免疫荧光法（IIF）、酶联免疫吸附试验（ELISA）等可有阳性反应。

### 3. 影像学检查

1）头颅 CT：原发性包虫病表现为脑内边界清楚的类圆形巨大囊性病灶，密度相当或稍高于脑脊液，有占位效应，周围水肿较轻，边缘几乎没有增强、囊壁本身可有钙化；继发性包虫病可见脑内多发性圆形囊肿、较小，有相互融合倾向。

2）头颅 MRI：可见脑内囊肿，囊内物在 T1、T2 加权像上同脑脊液信号。可显示子囊和头节，呈高信号。

脑包虫病需与多种脑内其他囊性病变相鉴别，如蛛网膜囊肿、脑脓肿、胆脂瘤、脑囊虫病等。

## 五、脑包虫病的治疗

目前，临床尚无针对包虫病的特效药物，手术联合驱虫药物治疗为主要治疗方法。因此，在诊断为脑包虫病以后，无论其囊肿大小或发生部位，都应及早选择手术切除。术中应尽可能做到完整切除，不要使囊液外流，以免复发或引起颅内感染。因其常常合并其他脏器感染，在治疗脑包虫病的同时，应对其他重要脏器进行筛查，以便及早进行专科治疗。术后应按疗程服用阿苯达唑或甲苯达唑，并定期复查。加强包虫病的防控，提高防范意识，减少或阻止此病的感染流行，也许才是控制该病的最优办法。

## 六、脑包虫病的预后

囊型包虫病，预后主要取决于包虫囊肿位置、大小及数量。长期随访显示，术中完整切除包囊、没有破裂的患者，预后良好；而术中包囊破裂，以及多发包虫囊肿，则预后不良。复发是影响颅内包虫病患者长期预后的最显著因素。

泡型包虫病，过去一直采取手术切除治疗为主，但多数患者出现症状就医时，往往处于病变晚期，不能手术完全切除，即使部分患者可以完全切除，但对脑组织损伤较重，一般预后较差，且复发率高，容易出现癫痫、神经功能障碍等后遗症。

## 七、总结

脑包虫病是一种传染性较强的人畜共患疾病，且常常侵犯多个脏器，危害极大。目前手术联合口服驱虫药物是该病有效的治疗方法。该病在畜牧区常见，患者常有牛羊及家犬接触史，从源头上加强防控，提高防范意识，可以有效减少该病的流行和传播。

（线春明撰文）

# 5

CHAPTER

# 脑血管疾病

# 蛛网膜下腔出血

蛛网膜下腔出血（SAH）是一类非常严重、可危及生命的急性脑卒中。常见病因有颅内动脉瘤破裂、脑动静脉畸形和颅脑外伤。其预后不佳：大约 1/3 的患者恢复良好，1/3 的患者可出现严重残疾，1/3 的患者死亡。治疗的重点是止血、恢复正常脑组织血流灌注和预防血管痉挛。

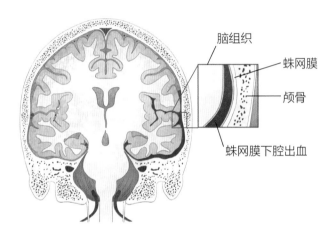

蛛网膜下腔出血

## 一、什么是蛛网膜下腔出血

蛛网膜下腔介于大脑和蛛网膜之间，其内富含脑脊液。在致病因素的作用下，病变区域的血管发生破裂，导致血液流入蛛网膜下腔。进入蛛网膜下腔的血液通过刺激大脑内层，直接损伤脑细胞；此外，病变血管供养区域的脑组织由于富含氧气的动脉血液灌注减少，可以导致缺血性脑卒中的发生。蛛网膜下腔出血通常是动脉瘤破裂的征兆。在坚硬的颅骨包围下，由于蛛网膜下腔内血凝块和液体的积聚，颅内压显著增高。这会引起临近受压脑组织的移位，导致脑疝；同时由于脑脊液回流不畅，脑室扩大（脑积水），患者会出现意识模糊、嗜睡和意识丧失。

蛛网膜下腔出血会引起一系列并发症。血管痉挛是蛛网膜下腔出血一种常见的并发症，可以发生在蛛网膜下腔出血后 3～7 天。积血导致动脉管壁收缩和血管痉挛，继而减少了病变区域脑组织的血液供应，引起继发性脑卒中。

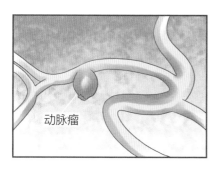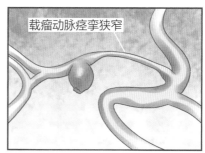

载瘤动脉痉挛狭窄

动脉瘤

脑动脉瘤与血管痉挛狭窄示意图

## 二、蛛网膜下腔出血的病因

### 1. 动脉瘤

动脉管壁的囊状隆起导致管壁薄弱、破裂出血，将血液释放到大脑周围的蛛网膜下腔。

### 2. 动静脉畸形

动脉和静脉之间的异常连接，其间没有毛细血管。短期内大量动脉血涌入静脉内，导致静脉管壁破裂出血。

## 三、蛛网膜下腔出血的临床症状

1) 突然发作的剧烈头痛（患者声称"头要炸开""一生中最严重的头痛"）。
2) 恶心呕吐。
3) 颈项强直。
4) 光敏感（畏光）。
5) 视物模糊或复视。
6) 意识丧失。
7) 癫痫发作。

## 四、蛛网膜下腔出血的诊断

当患者因疑似脑出血被送往急诊室时，医生会了解患者的病情发展和演变过程、诊治经过、药物和家族史，快速评估患者的临床状况。下列检查有助于确定出血的来源。

### 1. CT

CT 可以提供脑内解剖结构的详细图像，对颅内出血的诊断敏感性高。CT 血管造影（CTA）的原理是静脉注射造影剂后，经计算机对图像进行处理，三维显示颅内血管结构，以确定有无颅内血管病变。

### 2. 腰椎穿刺

腰椎穿刺是一种有创性的检查方法。医生多在患者 L3-4 穿刺（儿童 L4-5），收集 2~4 管脑脊液，可以通过检测脑脊液内是否含有红细胞来判断有无蛛网膜下腔出血。如果 CT 扫描未显示出血迹象，但患者的临床症状高度提示蛛网膜下腔出血，可进行腰椎穿刺检查。

### 3. DSA

DSA 是一种有创性的检查方法。这是诊断蛛网膜下腔出血的金标准。但仍有部分患者，因为急性期血管痉挛等原因，虽然有病变但第一次血管造影检查提示阴性，因此检查为阴性的患者要在 1 个月左右再次行造影检查。

### 4. MRI

MRI 是一种无创性检查方法，通过磁场和射频波对大脑软组织进行详细观察。MRA 是指在血液中注射造影剂来检查血管结构是否有病变。

## 五、蛛网膜下腔出血的治疗

蛛网膜下腔出血的治疗方法各不相同，主要取决于出血的原因和继发性脑组织的损害程度。治疗包括抢救患者生命，缓解症状，修复出血血管和预防并发症。

在蛛网膜下腔出血后 2 周内，患者一般留在神经科重症监护病房（NICU），医生和护士可以在那里密切观察患者是否有再次出血、血管痉挛、脑积水和其他潜在并发症的迹象。

### 1. 药物治疗

止痛药可帮助患者缓解头痛，抗癫痫药物可预防或治疗癫痫发作。

### 2. 手术治疗

如果出血来源于破裂的动脉瘤，尽可能在第一时间通过手术止血。具体分为开颅动脉瘤夹闭和血管内栓塞两种方法。

如果蛛网膜下腔出血是由于动静脉畸形所致，可通过手术切除病灶或保守治疗。

### 3. 控制脑积水

蛛网膜下腔积血常可以导致脑积水和颅内压增高。发生脑积水后，需要手术去除蛛网膜下腔内过量的脑脊液和血液。可以将腰椎引流管插入脊柱下段椎管蛛网膜下腔，或将脑室引流管插入脑室。

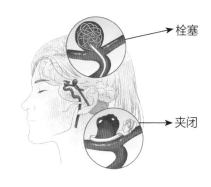

栓塞

夹闭

动脉瘤手术治疗的两种方法

### 4. 控制血管痉挛

蛛网膜下腔出血后 3～7 天，患者可能会出现血管痉挛。血管痉挛使动脉管腔变窄，进一步减少了病变区域脑组织的血液灌注。研究表明，70%的蛛网膜下腔出血患者会出现血管痉挛，其中有 30%的患者需要进行治疗。血管痉挛会导致患者四肢无力、意识混乱、嗜睡或不安，因此蛛网膜下腔出血后症状最重的时刻可能不在刚出血时，而是出血后 3～7 天的血管痉挛期。为了防止血管痉挛，住院期间建议给患者服用防痉挛药。

## 六、患者的预后及康复

蛛网膜下腔出血患者的病情恢复和临床预后密切相关，主要取决于初始蛛网膜下腔出血的严重程度。蛛网膜下腔出血患者可能由于出血或治疗而出现短期和/或长期功能障碍。因此在出院后，患者可在康复医院行后续康复治疗。

脑损伤后患者面临的常见问题包括运动受限、思维混乱和记忆障碍。随着时间的推移，部分功能可能随着疾病的治疗而好转甚至是完全恢复，但需要一个较长的恢复过程，可能数周、数月甚至数年。

## 七、总结

脑蛛网膜下腔出血后的病程及预后取决于其病因、病情、血压情况、年龄及神经系统体征。动脉瘤破裂引起的蛛网膜下腔出血预后较差，脑血管畸形所致的蛛网膜下腔出血较易恢复。原因不明者预后较好，复发机会较少。年老体弱者，意识障碍进行性加重，血压增高和颅内压明显增高，或偏瘫、失语、抽搐者预后均较差。

（洪韬撰文）

# 颅内动脉瘤

说到"瘤"，大家肯定第一时间想到的是肿瘤，但今天要说的"瘤"是颅内动脉瘤。据统计，在中国，每 100 个成年人中，大约有 7 个患有颅内动脉瘤，种种迹象表明动脉瘤离我们其实并不遥远。那什么是颅内动脉瘤？它有什么危害？我们应该怎样看待颅内动脉瘤呢？

## 一、什么是颅内动脉瘤

简单来说，就是动脉管壁上凸出像瘤一样的东西，但不是真正的肿瘤，在长期血流冲击和其他因素的影响下就可能发生破裂，好比是用久了的自行车内胎上鼓起的小包突然导致爆胎。颅内动脉瘤可发生在任意年龄，好发于 40～60 岁。

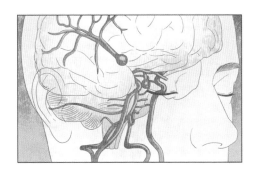

颅内动脉瘤

## 二、颅内动脉瘤产生的原因

颅内动脉瘤多因脑动脉管壁局部的先天性缺陷和腔内压力增高引起。可能与遗传、动脉硬化、感染、创伤等因素有关。应注意以下危险因素。

### 1. 性别

女性进入绝经期后，雌激素水平下降，与更年期后女性动脉瘤罹患率增高有密切关系。雌激素可以通过稳定血管内皮细胞、增加胶原蛋白等途径保护血管正常生理结构和功能。

### 2. 吸烟

可以通过血流动力学、血管内皮重构、血管炎性反应等多方面增加脑血管疾病的罹患率。动脉瘤患者应远离烟草，吸烟者应该努力戒烟。

### 3. 高血压

长期高血压可以引起血管内皮下纤维蛋白聚集、胶原蛋白减少、血管壁张力降低，并促进动脉瘤的形成和发展。所有患者需要监测自身血压，如果发现血压升高，应进行降压治疗。

### 4. 酗酒

酗酒可作为脑血管病发病的独立危险因素。

### 5. 其他

包括服用拟交感神经类药物，有常染色体显性遗传多囊肾病病史的患者，与动脉瘤的发生相关。

## 三、颅内动脉瘤破裂的症状

颅内动脉瘤如果体积较小且没有破裂，通常不会有明显症状。

颅内动脉瘤破裂前常有情绪激动、剧烈运动的情况，用力、咳嗽、排便、性生活等是常见的发病诱因。患者常能清楚地描述发病时间和情景，常有前驱症状如上眼睑下垂、头痛，继之发生脑出血症状，表现为剧烈头痛、烦躁、恶心、呕吐等脑膜刺激征，随之出现颅内压增高。可伴有意识障碍和相应部位的神经定位症状。动脉瘤出血形成较大血肿者，病情多急剧恶化，出现脑疝危象。总结来说就是情绪激动时产生难以忍受的头痛，多伴恶心、呕吐，容易出现颈项强直、怕光、怕风等情况。

## 四、颅内动脉瘤的诊断

CT 扫描有时可以显示出动脉瘤病灶，并可以鉴别其他脑血管疾病。MRI 检查不仅可显示动脉瘤，有时尚可见到附壁血栓。脑血管造影（DSA）是最确切的辅助诊断方法。

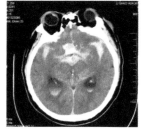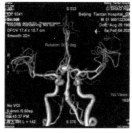

脑动脉瘤破裂伴蛛网膜下腔出血

在颅内动脉瘤破裂致蛛网膜下腔出血 CT 中，可以看到蛛网膜下腔全是高密度信号（白色区域），即出血。

当头颅 CT 高度怀疑颅内动脉瘤破裂引起蛛网膜下腔出血时，需进一步用 CT 血管造影或磁共振血管造影检查来明确动脉瘤位置，以便确定进一步的诊疗方案。也可直接行 DSA 检查，也就是全脑血管造影。

## 五、颅内动脉瘤的治疗

### 1. 未破裂的动脉瘤

与动脉瘤的部位以及出血风险有关，位于椎-基底动脉、大脑后动脉以及后交通动脉的动脉瘤破裂风险较大，应向主管医生详细咨询。

### 2. 外科治疗

1）介入栓塞治疗：就是在动脉瘤内填充弹簧圈，没有血流自然就不会再破裂。

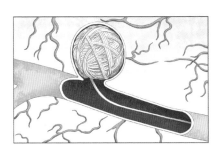

动脉瘤介入栓塞

2）显微镜下开颅手术夹闭动脉瘤：不管是弹簧圈还是动脉瘤夹，都是在体内要永久留存的。

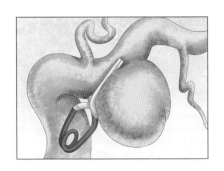

手术夹闭动脉瘤

## 六、颅内动脉瘤破裂后可能的并发症

### 1. 再出血

即动脉瘤再次破裂出血，是一种严重的并发症。发病后 12 小时内再出血的风险最大。临床表现为在病情稳定或好转的情况下，原有症状和体征加重或重新出现等。

### 2. 脑血管痉挛

血管痉挛一般于蛛网膜下腔出血后 5 ～ 14 天为高峰期。临床表现为意识改变，局灶性神经功能损害体征（如偏瘫）。

### 3. 脑积水

部分患者可出现急性梗阻性脑积水，多发生于出血后 1 周内。

### 4. 其他

5%～10%的患者出现癫痫发作，5%～30%的患者出现低钠血症。

## 七、什么时候该去医院就诊

1) 体检发现颅内动脉瘤，需要跟医生详细沟通风险和获益，毕竟手术也有风险。

2) 40～60 岁中老年患者情绪激动时产生难以忍受的头痛，伴恶心、呕吐，出现颈项强直、怕光、怕风等情况时，立即到距离最近的正规医院急诊科就诊。

## 八、总结

颅内动脉瘤患者日常注意情绪平稳，高血压患者按时服用降压药物，每日测量血压，防止血压波动。戒烟戒酒，遵医嘱按时体检。

颅内动脉瘤破裂的死亡率和致残率高，而且易再次破裂出血，所以对破裂动脉瘤应积极干预，对未破裂的动脉瘤应积极评估。

（张明铭、苑可欣撰文）

# 颅内海绵状血管畸形

## 一、什么是颅内海绵状血管畸形

颅内海绵状血管畸形属于血管畸形的一种，是由众多异常薄壁血管组成的团块，也可称为海绵状血管瘤。它外表看上去形似肿瘤，解剖结构与海绵相近。颅内海绵状血管畸形可以发生在中枢神经系统的任何部位，人群发病率为 0.4%～0.8%，多见于中青年，女性发病多于男性。大多数患者是单发病灶，但仍有近 1/5 的患者是多发病灶，颅内及其他脏器都长有海绵状血管。

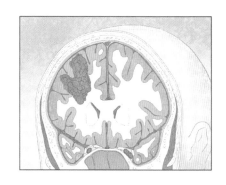

颅内海绵状血管畸形

## 二、颅内海绵状血管畸形的常见病因

这种疾病可以散发，也可以呈家族聚集式发病。家族性发病的患者很多是多发病灶，有遗传因素的影响，属于一种先天性疾病。病毒感染、外伤、手术、常规放疗等后天性因素也可以引起颅内海绵状血管畸形生长。

## 三、颅内海绵状血管畸形的症状

有相当一部分患者没有明显的临床症状，通常因体检或其他原因偶然发现。而症状性颅内海绵状血管畸形主要有以下表现。

### 1. 出血

出血是这种疾病最重要的特征，多发生在脑内病灶。海绵状血管畸形由薄壁畸形血管团组成，团内血流缓慢，血液容易瘀滞，出血量一般较小，很少危及生命。

### 2. 癫痫

也就是反复发作的、阵发性的肢体抽搐，俗称羊癫疯，颅内海绵状血管畸形相较于其他疾病更易出现癫痫，多是因病灶处反复、少量出血后伴发的胶质增生、炎症及含铁血黄色素刺激周围的神经细胞使其过度兴奋所致。

### 3. 局灶性神经功能缺失

颅内海绵状血管畸形也会长大，随着体积的增大，周围脑组织受到压迫而引起相应的功能缺失，如手脚不利、面部感觉缺失、复视等，也有患者会出现停经、泌乳等内分泌症状，具体取决于病灶的部位与大小。当病灶生长到一定程度会产生明显的占位效应，出现头痛、恶心、呕吐等颅内高压表现。

## 四、颅内海绵状血管畸形的诊断

并不是说只要有上述症状就一定得病。疾病的诊断除了根据患者的临床表现，还依赖于完善的影像学检查，二者结合才能较为正确地做出诊断。影像学检查主要有以下手段。

### 1. CT 检查

CT 并不是该病主要的影像学诊断方法，但因为有病灶钙化、出血等情况存在，也能诊断出部分患者。CT 发现，颅内海绵状血管畸形表现复杂，有时病灶临近骨窗，可见颅骨破坏。

### 2. MRI 检查

MRI 是检测与诊断颅内海绵状血管畸形的首选影像学方法。一般来说，在 MRI T1 和 T2 加权图像上病灶处中央呈高低混合信号，形似爆米花，边缘则有一圈低信号环。对于常规 MRI 未能显示的小病灶，磁敏感加权成像（SWI）的运用有助于更好地检出疾病。

### 3. DSA 检查

DSA 也就是脑血管造影检查，可以准确地反映血管的情况。因为畸形血管团内血流缓慢，所以一般不显影，但是这项检查对于鉴别诊断脑动静脉畸形有着重要作用。

## 五、什么情况下应该去医院就诊

除了因体检或其他原因偶然发现患有颅内海绵状血管畸形，当存在反复的肢体抽搐，或者感觉有头痛不适且程度日趋严重时，或存在手脚不利、面部感觉缺失等神经功能障碍时，都应当尽早去正规医院就诊，在神经外科专业医生的指导下完善检查，评估病情。

## 六、颅内海绵状血管畸形的治疗

在经过专业的评估后，大多数无症状患者在定期随访的前提下可以选择保守观察。但是对于那些有明显临床症状的患者来说，外科干预是治疗颅内海绵状血管畸形的根本方法。

### 1. 显微外科手术切除治疗

手术主要目的是切除病灶，继而缓解或消除病灶出血风险，减少或防止癫痫发作，恢复神经功能。一般情况下有症状的患者均应行手术治疗。

### 2. 立体定向放射外科治疗

当病灶位于脑深部或功能区时，可以考虑行放射治疗。但是目前针对立体定向放射外科治疗的确切疗效仍存在争议。

颅内海绵状血管畸形是一种良性病变，预后良好，手术治疗能有效防止出血、控制癫痫发作。完整切除后一般不易复发，大多数患者术后能够恢复正常的工作、学习和生活。

## 七、总结

颅内海绵状血管畸形是一种血管畸形，多由先天性血管发育异常引起，属于良性病变。MRI 检查是首选的影像学检查方法。很多患者没有任何症状，但是对于经常头痛、肢体抽搐或伴有神经功能障碍的患者来说，应尽早至正规医院就诊。手术切除治疗是最根本的方法，大多数患者术后能够恢复正常的日常活动，有效改善生活质量。

（郭宗铎撰文）

# 脑静脉畸形

## 一、什么是脑静脉畸形

脑静脉畸形（CVM）是一种先天性脑血管病，又称为脑静脉瘤。其发生可能与妊娠期胎儿静脉栓塞后的代偿发育相关。CVM 发病率低，成人和儿童均可发病，男性高于女性，发病高峰年龄为 20～29 岁。

人体的血管大致分为动脉、静脉，以及连接动静脉的毛细血管。CVM 患者的主要特征是脑的部分静脉之间缺乏毛细血管，通常包括一支明显扩张粗大的引流静脉和一簇细小扩张的髓静脉，使部分脑动脉与脑静脉直接相通，形成脑动静脉瘘性畸形，导致脑血流动力学紊乱。

## 二、脑静脉畸形的临床症状

随着医疗水平和影像学技术的发展，该病的临床检出率明显增高。临床上以反复出现的颅内出血、抽搐、短暂脑缺血发作及进行性瘫痪为主要表现。多数患者一般无典型症状或出血表现，经常为偶然发现病灶。根据病灶部位不同，患者症状表现也有明显差异，如癫痫（突然意识丧失，继之先强直后阵挛性痉挛，常伴尖叫、面色青紫、尿失禁、舌咬伤、口吐白沫或血沫、瞳孔散大，持续数十秒或数分钟后痉挛发作自然停止）、慢性头痛、运动障碍或感觉障碍等，多见于大脑半球病灶者；步态不稳或其他后颅窝占位症状多见于小脑病灶者。一旦发病，轻则影响正常生活，重则威胁生命。因此，早期诊断具有重要意义。

## 三、脑静脉畸形的诊断

应用 MRI 和磁敏感加权成像（SWI）检查诊断 CVM 均可获得较好效果，而 SWI 在诊断准确率、灵敏度和特异度方面均明显优于 MRI。SWI 图像可以展现髓静脉形态与引流血管粗细。CVM 病灶的典型表现为"水母头样"，尤其是引流静脉低信号血流空影的存在为 CVM 的重要提示征象。脑血管造影（DSA）能实时、动态观察脑血管血流情况，清晰显现全部髓静脉与引流静脉，确定引流静脉数目与引流走向，呈现具有诊断性意义的"水母头样"结构，被视为诊断该病的金标准。但 DSA 显示血管周围结构能力较差，无法显示畸形血管和脑组织的解剖组织关系，且临床上属于有创操作。因此，综合 SWI 和 DSA 两种手段进行选择或联合使用，可显著提高 CVM 的检出率。

### 四、脑静脉畸形的治疗

由于 CVM 血流量低且对放射线不敏感，因此一般不主张行介入和放射治疗。而对 CVM 是否行手术切除也存在争议。既往认为 CVM 患者无临床症状，自然预后良好，若无特殊症状，不需要治疗。有癫痫发作可给予抗癫痫药物治疗，效果良好。此外，尽管 CVM 是畸形地引流静脉血，但同时也引流正常静脉血，而手术切除会引起静脉回流障碍，出现脑组织肿胀、坏死等并发症，因此主张保守治疗。但若 CVM 存在静脉压逐渐增高的倾向，会导致脑出血、癫痫与神经功能缺损等临床症状，因此这部分 CVM 患者手术切除效果良好。

CVM 患者治疗方案应个性化，对未破裂出血、无明显神经功能障碍者，可保守治疗观察，定期随访；而对破裂出血或有神经系统功能障碍者，可手术治疗。

### 五、总结

CVM 是良性病变，患者一般无临床症状和体征，诊断主要依靠 MRI、DSA 等，对无症状 CVM 患者采取保守治疗为主，对 CVM 破裂出血患者经术前全面评估后可考虑手术。

（李明昌撰文）

---

第五节

# 脑动静脉畸形

## 一、什么是脑动静脉畸形

脑动静脉畸形（BAVM）是一种发生在脑内的先天性血管发育异常，主要病理特征是在病变部位动脉与静脉之间直接相通，没有正常的毛细血管网存在，从而导致一系列血流动力学上的变化。

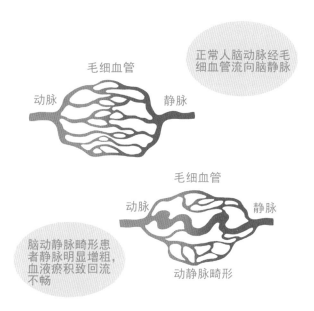

毛细血管

正常人脑动脉经毛细血管流向脑静脉

动脉

静脉

毛细血管

动脉

静脉

脑动静脉畸形患者静脉明显增粗，血液瘀积致回流不畅

动静脉畸形

脑动静脉畸形示意图

## 二、脑动静脉畸形的原因

先天性脑动静脉畸形的病因目前不明确，普遍认为发生于胚胎时期。其致病机制可能与动静脉发育过程异常有关。但也有个别病例不能完全用先天性原因来解释。如能引发病理性脑血管生成机制，有可能成为 BAVM 的病因。关于动静脉畸形破裂出血的病因，目前研究结果主要倾向于炎症反应和血管生成因子的共同作用结果。

BAVM 在病理解剖上是由一支或几支动脉供血，不经毛细血管网，直接向静脉引流。畸形血管团直径大小不一，内有脑组织，体积可随人体发育而增长。其周围脑组织可因缺血而萎缩，呈胶质增生带，有时伴陈旧性出血。畸形血管表面的蛛网膜色白且厚。畸形多呈楔形，其尖端指向侧脑室。

## 三、脑动静脉畸形的症状

脑动静脉畸形是一种比较少见的疾病，人群发病率约 0.14%，该病男性稍高于女性，64%在 40 岁以前发病，主要临床表现有脑出血、癫痫发作、头痛及进行性神经功能障碍等。

### 1. 脑出血

脑出血的概率每年为 2%～4%，每次出血的死亡率为 10%、致残率 30%～50%。30%～65%患者首发症状是出血，高发年龄为 15～20 岁。发病较突然，往往在患者做体力活动或有情绪波动时发病。出现剧烈头痛、呕吐，有时甚至出现意识丧失、颈项强直等表现。脑动静脉畸形的主要症状同其本身的血管结构的变化有着密切关系。

脑动静脉畸形的主要血管结构的变化是动脉和静脉之间沟通，没有毛细血管网，而毛细血管网的作用一方面输送营养、回收废物，另一方面缓冲动脉和静脉之间的巨大压力差。所以在临床上，患者就可能出现动静脉之间的压力缓冲消失，高压的动脉血直接进入静脉，导致静脉破裂出血。

### 2. 癫痫发作

40%～50%患者有癫痫发作，其中约半数为首发症状，多见于较大的动静脉畸形患者。癫痫的原因有出血后造成的周围脑组织黄染，而黄染脑组织可以引起癫痫。

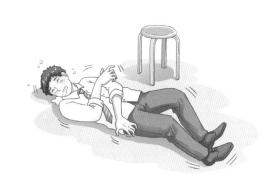

癫痫

### 3. 头痛

60%以上的患者有长期头痛史，常局限于一侧，类似偏头痛。头痛的原因是由于动脉血进入静脉，造成静脉的明显迂曲和扩张，颅内扩张的血管压迫脑膜而出现头痛，头痛的部位与病变位置无明显关系。动静脉畸形出血时头痛的性质发生改变，变得比原有头痛更剧烈，且多伴有呕吐。

### 4. 进行性神经功能障碍

约 40%患者有运动或感觉性障碍，其中有 10%左右为动静脉畸形的首发症状。由于毛细血管网的缺失，造成动脉血中的营养不能进入脑组织，使脑的发育受影响，导致相应脑功能障碍。

引起神经功能障碍的主要原因有：①"脑盗血"引起的短暂脑缺血发作，多于活动（如跑步、驾车等）时发作，历时短暂，但随着发作次数增多，持续时间越来越长，瘫痪程度日趋严重。②由于伴脑水肿或脑萎缩所致的神经功能障碍，特别当病变有部分血栓形成时，这种瘫痪常长期存在，且随着时间进行性加重。③由于出血引起的脑损害或压迫，多出现于一次出血之后，当出血逐渐吸收，瘫痪可逐步减轻甚至完全恢复。

## 四、脑动静脉畸形的诊断

脑动静脉畸形的诊断主要结合上述临床表现和影像学诊断。影像学诊断主要包括以下内容。

### 1. 头部 CT

是脑出血的最佳检查方法之一，因 CT 的普及率极高，而且检查时间短、费用相对低。同时加强 CT 的血管检查可以初步发现颅内的异常动静脉畸形。出血急性期，CT 可以确定出血部位及程度。CT 血管增强检查能尽快诊断血管性病变。

### 2. 脑血管造影（DSA）

是目前诊断的最佳方法之一，但有一定的创伤性。该检查可以清楚地显示颅内正常和异常的血管影像，可以确定畸形血管团位置、大小、范围、供血动脉、引流静脉、血流速度、是否合并其他血管病变等。同时 DSA 也是术后复查明确是否治疗彻底的金标准。通过复查 DSA，可以清晰观察到治疗前后血管畸形是否残留、正常血管是否受损等。

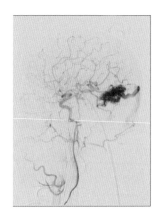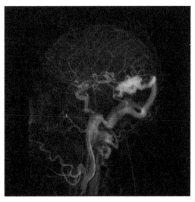

脑动静脉畸形图像诊断

### 3. 头部 MRI

可以显示脑动静脉畸形的精确位置以及和周围脑组织的解剖关系，同时通过不同序列，多模态融合，更能清晰显示病变的解剖、功能结构，用来进行术前的评估，术中的精准导航切除，术后的长期复查等。动静脉畸形手术中经常会用到动脉瘤夹，要明确的一点是，动脉瘤夹不影响术后复查。

### 4. 脑电图检查

对于有癫痫发作的患者，有可能发现引起癫痫的异常脑电波。通过脑电图，可以初步判断诱发异常脑电的部位，术前评估异常放电部位是否与脑动静脉畸形的部位相关。

## 五、脑动静脉畸形的治疗原则

对于脑动静脉畸形的治疗，不能盲目按照有病就要治疗的思维操作，而是要多方面综合考虑。脑动静脉畸形的治疗可根据病变的部位、大小、血管结构及患者的年龄、医院医疗水平等进行个体化选择。治疗方式包括保守治疗或对症治疗、显微外科手术治疗、立体定向放疗、介入栓塞治疗及多种治疗方式联合。但也要考虑治疗的结果，即治疗后的后遗症是否会造成患者生活质量下降甚至死亡，所以脑动静脉畸形的治疗要综合性考虑。

需要考虑的因素可以简单归纳为四个方面：①患者因素：年龄、是否有症状、预期寿命、自然病史等。②脑动静脉畸形的特点：比如大小、位置、是否在功能区等。③医院和医生的水平。④治疗的效果，包括保守治疗的效果。其实还有一点，也可以说是最重要的一点，就是患者需求，这点是绝对不能忽略的。

## 六、脑动静脉畸形治疗后可能存在的后遗症

脑动静脉畸形治疗的后遗症主要跟病变部位、治疗前患者状况以及治疗方式有关。病变位于功能区或者临近功能区，术后可能出现相应的神经功能障碍，如失语、肌力下降、偏瘫、癫痫不缓解、短期内出现脑出血等。治疗前患者的状态也决定了预后，如患者术前由于脑出血发生脑疝，则术后可能长期偏瘫，失去生活自理能力等。但值得一提的是，对于术前的出血，有时候反而是神经功能障碍的保护因素，因为出血可能自行分离出畸形界面，为手术切除创造了一个边界。因此，迈克尔·劳顿（Michael Lawton）提出的病变是否弥散、年龄、是否出血，以及王硕教授团队提出病变与纤维束的距离是术后神经功能障碍的重要预测因素。手术切除治愈率高，介入栓塞治愈率约为30%，而伽马刀存在术后1～3年的治愈期，此期间可能会再出血。

### 七、什么时候该去医院就诊

就诊时机的选择与临床表现密切相关。若符合该疾病的临床表现及发病年龄，建议尽快就医。主要要点包括年轻患者，自发脑出血，出现癫痫表现或渐进性神经功能障碍等。这样的病例建议应该进行相关的影像学检查，排除脑动静脉畸形的可能。

### 八、总结

发现脑动静脉畸形病变后，根据病变位置、大小决定治疗方案，包括手术切除、介入栓塞、立体定向放射治疗、复合手术治疗、保守观察治疗等。

其预后与治疗方式及术前患者临床症状有关。选择有经验的治疗中心进行治疗可以改善预后。

（陈晓霖撰文）

## 第六节　烟雾病

随着人们生活水平的提高，普通人越来越注重医学知识的学习，有些病名很好理解，有些则令人费解。烟雾病就是一个很好的例子。乍一听，人们会以为这一定是煤气中毒或者吸烟导致的疾病，然而真相是什么呢？今天就让我们揭开烟雾病的神秘面纱，看看它到底是什么样的疾病，有什么危害，作为普通人如何预防和治疗。

### 一、什么是烟雾病

烟雾病（MMD）是一种少见的原因不明的慢性进行性脑血管闭塞性疾病，其特点是双侧颈内动脉末端和/或大脑前动脉、大脑中动脉起始部进行性狭窄和闭塞，伴受累动脉供血区软脑膜和脑底部细小的异常血管网形成。因脑血管造影中脑底异常血管网形似烟雾，故称之为烟雾病。通俗地说，就是交通主干道发生了堵塞，为了疏通车辆，主干旁边的羊肠小道都开放了，分流车辆。在这里，主干道就是颈内动脉、大脑中动脉和前动脉；而羊肠小道就是烟雾状血管。这样"变形"的好处是尽量保证大脑不缺血缺氧。

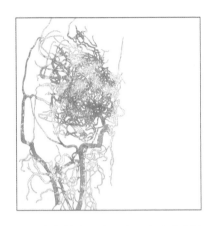

烟雾病血管造影表现为颈内动脉末端闭塞，烟雾状血管形成

## 二、为什么会得烟雾病

关于本病病因，目前国际上尚无定论，一般认为与以下因素有关：①遗传因素。家族性烟雾病大概占所有病例的 10%，也就是说，有十分之一的烟雾病患者其家庭成员也同样患有此病。所以在确诊烟雾病后，家人一定要注意排查。②免疫炎症因素。目前研究发现，有许多参与免疫炎症反应的细胞因子和炎症因子在该病中出现异常。总之，一般认为该病的发生是多种因素共同作用的结果。

## 三、烟雾病的特征表现

烟雾病的临床表现多种多样，缺乏特异性。其临床症状主要表现为脑缺血和脑出血两种类型，缺血型的临床症状是由于颈内动脉和（或）大脑前动脉、大脑中动脉逐渐闭塞引起，而出血型多是由于代偿扩张的烟雾状血管或者动脉瘤破裂所致。儿童以缺血性脑血管病为主，成人约半数以上表现为出血性脑血管病。

烟雾病具体症状可表现为头痛、头晕、言语笨拙、失语、肢体无力、肢体麻木、视物模糊、癫痫等。

烟雾病以儿童和中青年多见，在 5 岁左右和 40 岁左右有两个发病高峰。儿童中，往往在发病前有一定的诱发因素，包括哭闹、奔跑、吹口琴、吃过热的食物等。发病更早的儿童可伴有智力障碍。

## 四、烟雾病的诊断

根据患者年龄、性别及临床表现可初步疑诊烟雾病，烟雾病的确诊需要进行影像学检查，包括 MRI 和 DSA。由于脑血管造影为有创性检查，对于儿童来讲，一般 MRI 即可诊断，不过对于需要手术的儿童，也需要进行 DSA 诊断。

烟雾病的诊断标准：①颈内动脉末端和（或）大脑前动脉和（或）大脑中动脉起始段狭窄或闭塞。②脑血管造影出现颅底异常血管网，行头部 MRI 时，在颅脑底部出现异常烟雾状血管网。③上述影像学特征呈双侧。④排除引起烟雾病的一些常见疾病。

## 五、烟雾病的治疗

目前烟雾病没有特效药物治疗，常用药物包括抗血小板药物、抗凝药物和血管扩张剂。然而这些药物的疗效不明，缺乏临床证据。另外，这些药物可能会带来一定的不良反应，比如导致出血倾向等，所以一般不推荐患者常规药物治疗。

目前，国内外学者已达成共识，颅内外血管重建术是治疗烟雾病唯一有效的方法，可降低患者发生脑卒中的概率，改善预后。颅内外血管重建术包括直接血管重建、间接血管重建

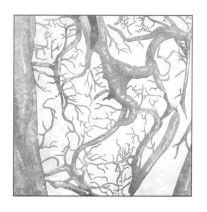

颞浅动脉—大脑中动脉吻合

和联合血管重建。颅内外血管重建术的原理类似南水北调工程，"南水"是颈外动脉来源的血流，"北调"指的是将外来的血流引入远端闭塞的脑血管中。

由于烟雾病病情一般呈进展性，尤其会影响儿童的智力发育。所以一经发现，建议早期手术治疗。

## 六、烟雾病治疗后会遗留后遗症吗

烟雾病如不经治疗，往往会因为脑梗死或脑出血而导致严重的神经功能障碍，具体表现为偏瘫、言语障碍和视力视野异常等，严重时可导致昏迷甚至死亡。对儿童而言，烟雾病会引起智力下降和严重的认知障碍。积极的手术治疗有可能挽救患者的神经功能，减少后遗症的发生。

## 七、烟雾病患者注意事项

对于儿童来说，一旦出现神经功能障碍或者长期反复头痛，就应该到医院进行相关检查，排除烟雾病可能。成人多表现为脑出血和脑梗死，建议尽早到医院进行影像学检查。

在手术之前一定要注意减少可能导致疾病加重的情况。如避免从事高危及剧烈运动；避免进食过烫、过辣的食物；儿童应避免大哭、吹气球等过度通气的动作；避免吹奏性乐器，如口琴、笛子和小号等。

## 八、总结

烟雾病是一种少见的原因不明的慢性进行性脑血管闭塞性疾病，因脑血管造影中脑底异常血管网形似烟雾而得名。

烟雾病的临床症状主要表现为脑缺血和脑出血两种类型。

烟雾病目前没有特效药物治疗，颅内外血管重建术是唯一被证实有效的治疗方法。颅内外血管重建术包括直接血管重建、间接血管重建和联合血管重建。建议明确诊断后尽早行颅内外血管重建术治疗。

（郑秉杰撰文）

## 第七节 高血压性脑出血

### 一、什么是高血压性脑出血

高血压性脑出血实际上就是我们常说的脑出血，是由高血压病引起的脑出血。高血压性脑出血是高血压病最严重的并发症之一，男性发病率稍高，多见于 50~60 岁的中老年人，但年轻的高血压患者也可发病。

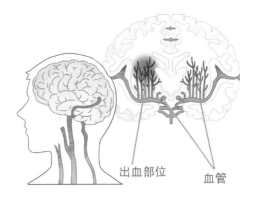

脑出血

## 二、为什么高血压病会导致脑出血

高血压性脑出血主要是由于高血压病伴发脑小动脉病变，当血压急骤升高时，脑血管破裂造成出血。

这主要是由于高血压会使血管的张力增大，也就是将血管"绷紧"，长期如此，则会使脑动脉发生硬化，并使已经硬化的脑部小动脉形成微小动脉瘤。微小动脉瘤是动脉壁上最薄弱的部位，当患者血压突然升高，就有可能发生脑出血。

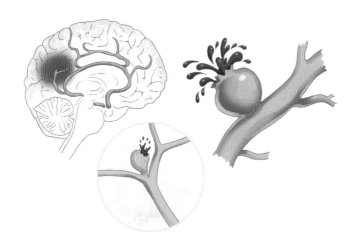

微小动脉瘤出血

## 三、怎样判断高血压患者发生了脑出血

高血压患者一旦突然出现剧烈头痛、呕吐、偏瘫、失语甚至嗜睡或者昏迷、大小便失禁等症状，首先应考虑为脑出血。

当发生脑出血时，让患者平躺，头歪向一侧避免呕吐物进入气道导致窒息。赶快拨打急救电话，就近去有 CT 的医院就诊。

## 四、高血压性脑出血的检查

头颅 CT 或 MRI 可明确出血部位、出血量及出血周围脑组织水肿情况。

### 五、高血压性脑出血易发部位

1）大脑基底节出血：占 70%，包括外囊和丘脑。

2）脑桥出血：占 10%。

3）脑叶出血：占 10%，额叶、颞叶、顶叶、枕叶均可发生，以顶颞部多发。

4）小脑出血：小于 10%。

5）脑室出血：靠近脑室的脑出血破入脑室称继发性脑室出血。

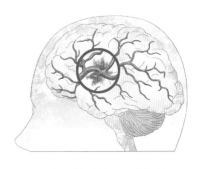

高血压性脑出血易发部位

### 六、高血压性脑出血的鉴别诊断

#### 1. 昏迷

应与一氧化碳中毒、肝昏迷、尿毒症、低血糖等引起的意识障碍相鉴别。主要详细询问病史，结合体征及 CT、脑脊液检查等做鉴别。

#### 2. 颅内占位病变

颅脑外伤、脑膜炎等疾病：根据发病急缓程度，外伤史、发热等其他临床表现，以及 CT、MRI、脑脊液等检查做出诊断。

#### 3. 其他脑血管病

如脑梗死、蛛网膜下腔出血，根据发病过程、症状、体征及影像学检查确诊。

### 七、高血压性脑出血的临床表现

#### 1. 运动和语言障碍

运动障碍以偏瘫为多见；言语障碍主要表现为失语和言语含糊不清。

#### 2. 呕吐

约一半的患者发生呕吐，可能与脑出血时颅内压增高、眩晕发作、脑膜受到刺激有关。

#### 3. 意识障碍

表现为嗜睡或昏迷，程度与脑出血的部位、出血量和速度有关。在脑较深部位的短时间内大量出血，大多会出现意识障碍。

### 4. 眼部症状

瞳孔不等大常发生于颅内压增高出现脑疝的患者；还可以有偏盲和眼球活动障碍。脑出血患者在急性期常常表现为两眼凝视状态。

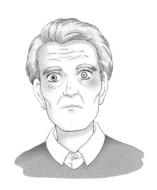

瞳孔不等大常发生于颅内压增高出现脑疝的患者

### 5. 头痛、头晕

头痛多是脑出血的首发症状，常位于出血一侧；颅内压增高时，疼痛可以发展到整个头部。头晕常与头痛伴发，特别是在小脑和脑干出血时。

头痛主要可能是出血后导致周围脑水肿，使颅内压增高，而水肿会导致脑膜受压迫，从而引起头痛反应。

因为头颅的容积是有限的。脑出血后流出的血液挤压在容积有限的颅内，挤占空间就会引起颅内压增高。出血之后又会引起脑水肿，肿胀压迫颅脑，也会出现头痛、呕吐等颅内高压症状。

## 八、高血压患者要如何预防才能不发生脑出血

1) 维持血压平稳。
2) 养成良好的生活习惯：不吸烟、不喝酒、低盐低脂饮食、适量运动。
3) 定期体检。
4) 防治脑血管动脉硬化。

### 九、高血压性脑出血的治疗

高血压性脑出血的治疗包括内科治疗和外科治疗，原则是控制出血、降低颅内压和防治并发症。通常，对于出血量小、病情较轻的患者以内科治疗为主；如果出血量大、占位效应明显、病情危重，在排除手术禁忌后可考虑外科手段干预。

积极合理的治疗可挽救患者生命、减少神经功能致残程度和降低复发率。

患者不要过分紧张，要选择专业的医院进行治疗。平时要养成良好的生活和饮食习惯，保持乐观，戒烟限酒，适量运动，保证充足的睡眠和休息。

### 十、总结

高血压性脑出血具有发病急、高致死率及高致残率的特点，所以预防其发生显得尤为重要。首先需要控制好血压，规律服用降压药物，使血压维持在稳定水平；此外，其常在秋冬季节发病，所以在天气变冷时需要积极保暖，老年人尽量避免在温度较低的环境中活动。一旦高度怀疑家人发生高血压性脑出血，需及时就近诊治，为挽救生命争取时间。

（张洪钿撰文）

## 第八节 淀粉样变性脑出血

### 一、什么是淀粉样变性脑出血

"淀粉样变性"是一类因异常的淀粉样蛋白质在组织和器官内堆积的通用术语。淀粉样变性脑出血是在脑淀粉样血管病（$\beta$-淀粉样蛋白在大脑皮质和髓质的中小动脉中层和外膜上的沉积）的基础上，发现脑叶出血，是老年人自发性脑出血的常见原因之一。患者易发生反复的多部位的脑出血。

## 二、淀粉样变性脑出血的临床症状

淀粉样变性脑出血多发生于 60 岁以上人群，且发病率常随年龄增加而升高。发病前血压多正常，部分患者发病时血压有不同程度的升高；出血部位多位于脑叶的皮质或皮质下。患者常有颅内高压症状，表现为头痛、恶心、呕吐等，严重时有意识障碍；出血后血液破入脑室导致脑积水，引起逐渐加重的意识障碍。如出血位于功能区，常有瘫痪、失语等功能障碍。

## 三、淀粉样变性脑出血的诊断

淀粉样变性脑出血临床表现和影像学缺乏特异性，大多数病例需经病理检查后才能做出诊断。老年患者若无明显原因出现脑叶出血，应考虑淀粉样变性脑出血的可能性。脑出血术中取脑组织活检，动脉壁经刚果红染色呈橘红色，在偏振光显微镜下呈黄绿色双折光，即可诊断为淀粉样变性脑出血。

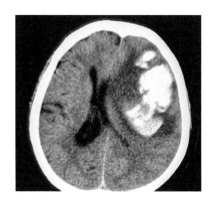

淀粉样变性脑出血

## 四、淀粉样变性脑出血的治疗

治疗方式的选择取决于出血量的多少。对于出血量较少的患者可以进行药物保守治疗，但应严密观察随访，警惕再出血的可能。对于出血量较大，有明显临床症状的患者，外科干预是根本治疗方法：①外科手术清除血肿：手术主要目的是清除血肿，缓解颅内高压；严重时甚至需行去骨瓣手术减压。②血肿穿刺引流治疗：对于高龄患者，或出血位于脑深部或功能区时，可以考虑行血肿穿刺引流，同时辅以药物治疗。

## 五、总结

淀粉样变性脑出血常见于无明显原因的脑出血，以老年患者多见。出血多位于脑叶皮质或皮质下，出血有时为多发、散在形式。脑组织病理检查是确诊淀粉样变性脑出血的重要方法。对出血量较大的患者，手术清除血肿能够达到缓解颅内压的目的，但应警惕术后再出血的风险。

（郭宗铎撰文）

## 第九节 自发性脑出血

### 一、什么是自发性脑出血

自发性脑出血是指非外伤性引起脑部动脉、静脉和毛细血管自发性破裂所致脑实质内的出血。

### 二、自发性脑出血的发病原因

#### 1. 危险因素

高血压、糖尿病、血脂异常、高龄、饮酒、接受抗凝治疗等。其中血脂异常、高血压、糖尿病与脑动脉硬化相关，肥胖、吸烟、内分泌紊乱也是脑动脉硬化的诱因。

#### 2. 病因

按照发病原因可分为全身因素和局部因素两类。全身因素包括凝血障碍、高血压、环境刺激等；局部因素包括动静脉畸形、动脉瘤、海绵状血管瘤、动静脉瘘、烟雾病等。

### 三、自发性脑出血的症状

临床症状表现为在情绪激动、过度兴奋、排便、屏气用力或精神紧张时发生，起病急骤，短时间内发展至高峰。不同出血部位临床症状各不相同，表现为神经功能障碍，如偏瘫、失语、感觉障碍（痛、温觉减退）、视力视野减退、记忆力下降、意识障碍（昏迷或意识水平下降）、脑膜刺激征等。

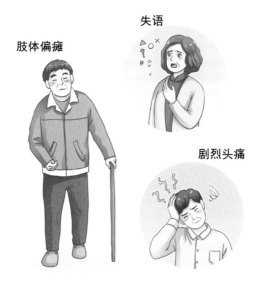

失语

肢体偏瘫

剧烈头痛

脑出血症状示意图

## 四、自发性脑出血的诊断

### 1. 临床表现

神经功能缺损症状，如肢体偏瘫、失语、感觉障碍、视力视野减退、记忆力下降、意识障碍等。

### 2. 辅助检查

1）血液检查：血常规、大生化、凝血功能等。

2）影像学检查：①头颅 CT（首选）；②头颅 MRI（鉴别肿瘤卒中、AVM 及动脉瘤等）；③DSA（中青年非高血压性脑出血或 CT 和 MRI 检查怀疑有血管异常时，应进行脑血管造影检查）。

## 五、自发性脑出血的治疗

### 1. 内科治疗

1）一般治疗：卧床休息，保持情绪平静，保持呼吸道通畅，加强营养，预防感染。

2）对症治疗：调控血压和血糖，降低颅内压，亚低温治疗，康复治疗。

### 2. 手术治疗

手术目的主要是尽快清除血肿，降低死亡率和致残率。主要方法包括去骨瓣减压术、小骨窗开颅血肿清除术、钻孔穿刺血肿碎吸术、内窥镜血肿清除术、微创血肿清除术和脑室穿刺引流术等。

## 六、自发性脑出血可能的后遗症

1) 精神智力和情感障碍：如人格改变、消极悲观、郁郁寡欢、精神萎靡、易激动等。

2) 言语功能障碍：如运动性失语、感觉性失语、命名性失语等。

3) 神经功能障碍：如肢体运动和感觉功能障碍，即肢体偏瘫或冷热、疼痛等感觉减退。

4) 植物状态：患者常难以苏醒，预后较差。

## 七、就诊时机

当患者出现神经功能缺损症状，如偏瘫、失语、头痛、呕吐、昏迷或意识水平下降、大小便失禁，应及时就近去有诊治条件的医疗机构。

## 八、总结

自发性脑出血是指非外伤性引起脑部动脉、静脉和毛细血管自发性破裂所致脑实质内的出血。该病重在预防，即控制血压、血糖、血脂等。主要症状表现为偏瘫、失语、头痛、呕吐、昏迷或意识水平下降、大小便失禁等。诊断主要依据临床表现、辅助检查等。治疗包括保守治疗、手术治疗及康复治疗。

（张华楸撰文）

# 脑缺血概述

## 一、什么是脑缺血

脑缺血，广义上来讲是指脑血液供应不足，难以满足脑组织代谢需求，从而产生的一系列症状的综合征，严重的脑缺血会造成脑功能不可逆性损伤，甚至死亡。

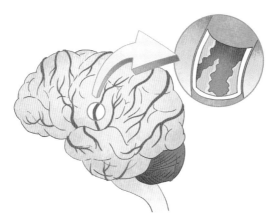

脑缺血

## 二、脑缺血的类型及诱发因素

脑缺血可以分为短暂性脑缺血发作（TIA）、缺血性脑卒中（脑梗死）、慢性脑供血不足等。

脑缺血的诱发因素较多，包括年龄、吸烟、情绪刺激、生活不规律、肥胖、糖尿病、贫血等。

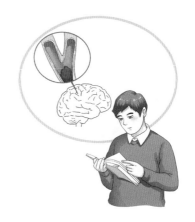

血管堵塞造成脑缺血

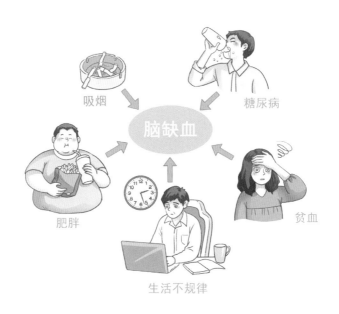

脑缺血的诱发因素

## 三、脑缺血的症状

### 1. 精神意识障碍

整天昏昏沉沉，总想睡觉。这是由于大脑供血不足引起的，也是比较常见的症状。也有一部分患者伴有明显的失眠，人格出现变化，整个人变得非常冷漠。

### 2. 运动神经功能障碍

通常表现为唾液分泌明显增多，失语或言语不清，肢体无力或单侧无法移动，身体失衡，步态不稳。

### 3. 感觉功能障碍

患者感觉到面部麻木、舌头麻木、嘴唇麻木，有的视物模糊甚至突然失明；很多人突然感到头晕，有的突然出现耳鸣、听力丧失等。

### 4. 明显头晕

患者会突然感到头晕，想看东西的时候可能有一段时间看不清楚，等待片刻会逐渐恢复。有时发现自己好像突然所有的事情都记不起来，甚至听力也会受影响。

### 5. 性格变化

即使不疲劳，也会出现睡眠质量变差的情况。性格也会变得越来越差，失去原有的判断力，与他人出现沟通障碍。

## 四、脑缺血的治疗

### 1. 调控血压

血压过低和过高都会影响脑血流灌注，造成脑缺血，因此，维持血压在正常范围内，可以减少和终止短暂性脑缺血发作，预防或推迟脑梗死的发生。

### 2. 抗血小板聚集治疗

主要是抑制血小板聚集和释放，使之不能形成微小血栓。这是预防和治疗脑缺血的基础。

### 3. 扩张血管治疗

扩张血管治疗能够增加血流供应，促进侧支循环建立，从而改善脑供血，是急性和慢性脑缺血广泛使用的治疗方法。

### 4. 活血化瘀中药

活血化瘀中药能够改善微循环，降低血液黏度，对治疗脑缺血有一定作用。

### 5. 手术治疗

脑血管造影或多普勒证实颅内动脉狭窄比较严重且缺血症状明确者，经过充分评估可考虑手术治疗。血管成形术可以直接改善供血，但由于手术存在风险，应该充分评估，谨慎选择。

总之，造成脑缺血的原因很多，治疗手段也要根据病因选择。对于急性脑梗死、短暂性脑缺血发作，应该按照急性脑梗死进行综合管理；对于慢性脑供血不足，应该提高重视，根据情况综合处理。

## 五、脑缺血的预防

### 1. 改善生活习惯

杜绝酗酒，严格戒烟，避免久坐。

### 2. 保持健康饮食

合理安排饮食，少吃高脂肪和高胆固醇食物，多吃大豆及其制品、鱼类、新鲜蔬果。

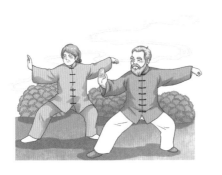

积极锻炼

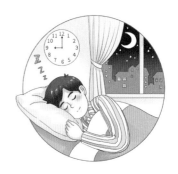

保持健康作息

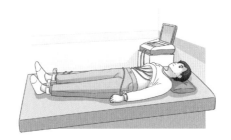

遵医嘱定期检查

### 3. 积极参加体育锻炼

应积极参加体育锻炼，如散步、慢跑、打太极拳、练气功等。但不可从事过于剧烈的活动。

### 4. 保持健康作息

切忌过度劳累，保持规律生活。

### 5. 遵医嘱定期检查

应定期到医院检查血压、血脂、血糖、眼底、心功能，发现异常时积极治疗。

## 六、总结

脑缺血，广义上来讲是指脑血液供应不足，难以满足脑组织代谢需求，从而引发的一系列症状的综合征。症状主要有精神意识障碍、运动神经功能障碍、感觉功能障碍、明显头晕、性格变化。

（张洪钿撰文）

# 脑梗死

## 一、什么是脑梗死

脑梗死，临床称之为脑卒中，老百姓俗称脑中风，指的是各种原因引起的脑血流供应障碍，导致局部脑组织出现缺血、缺氧性坏死，最终引起相应的神经功能缺损或障碍。人的大脑如同一块稻田，脑细胞类似于秧苗，如果稻田缺水，秧苗就会干旱而死。脑血管类似于供应稻田的水渠。水渠堵塞导致秧苗旱死，脑血管堵塞导致脑梗死。而脑梗死带来的肢体瘫痪、长期需要人照顾，给家庭及社会带来沉重的负担，所谓"一人中风，全家发疯"。

日常生活中最常见的脑梗死主要是由脑血栓形成或脑栓塞引起，二者均是由于脑供血动脉急性闭塞或严重狭窄所致。前者急性闭塞的脑动脉是因为局部血管本身存在病变而继发血栓形成所致，而动脉粥样硬化是引起血管狭窄的根本原因，这类人群常伴有高血压、糖尿病和血脂异常；后者急性闭塞的脑动脉本身没有明显病变，而是由于栓子阻塞动脉所致，临床上主要是房颤引起的心源性栓塞。

## 二、脑梗死的临床表现

临床表现取决于梗死部位和梗死范围，轻症患者可以无明显不适，而重症患者可表现为一侧肢体偏瘫、言语不清、饮水呛咳，甚至出现意识障碍、昏迷等。由于临床表现多种多样，如何快速识别并及时就诊变得尤为重要。对于缺乏医学知识的普通老百姓，只需牢记"FAST"即可初步简单识别。所谓"FAST"，指的是脸（Face）、胳膊（Arm）、言语（Speech）、时间（Time），当出现嘴歪向一侧、胳膊无力、说话困难时，就需要紧急拨打120，前往医院就诊。

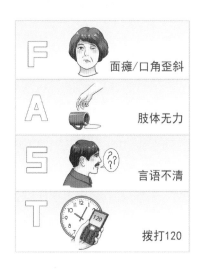

脑梗死的初步简单识别

### 三、脑梗死的治疗

当急性发病，迅速出现局灶性神经功能障碍的症状和体征，可以用某一动脉供血区功能缺损解释时，往往需要考虑急性脑梗死可能，通过进行颅脑 CT 或 MRI 检查发现梗死灶可明确诊断，进一步完善脑 CTA、MRA、DSA 等检查可更精确地了解动脉闭塞部位，有助于指导后续治疗。

脑梗死的治疗需要根据不同病因、发病机制、发病时间来制订个体化的治疗方案。在内科治疗的基础上，使用改善脑循环、减轻脑水肿等措施，并辅以康复治疗。

对于发病时间小于 4.5 小时的患者，排除溶栓相关禁忌后可以采取静脉溶栓治疗，也就是将溶解血栓的药物通过输液的方式注射到患者体内，把堵塞的血管溶解开。这种治疗对于小血管堵塞疗效显著，但对于大血管堵塞往往疗效欠佳。近年来随着动脉机械取栓技术的应用，治疗的有效性得到公认，有助于改善患者的预后，使更多的脑梗死患者重新回归社会。

而在没有发病时，积极预防更为重要，以药物预防和生活方式改善为主。药物预防包括控血压、降血脂、预防血栓形成、控血糖及房颤等；健康的生活方式包括戒烟戒酒、适度锻炼。

### 四、就诊最佳时机

由于神经元的不可再生性，梗死的脑组织无法复原，根据病情轻重、梗死部位、治疗方案的不同，部分患者经过治疗可以恢复部分的运动、感觉功能，然而仍有部分患者可能遗留神经功能障碍。

"时间就是大脑，时间就是生命"，无论静脉溶栓还是动脉机械取栓，都强调时间，越早越好。而疾病的早期识别、早期诊治变得尤为重要。当出现相应症状和体征时，一定要及时就诊，避免延误最佳治疗时机。

### 五、总结

脑梗死作为目前较为常见、多发的疾病，特别在天气寒冷时应加以重视，人们需要高度重视发病症状，确保能够及时发现、及时诊断、及时治疗，尽可能在有效时间内减少神经功能损伤的程度。

*（出良钊撰文）*

# 短暂性脑缺血发作

## 一、什么是短暂性脑缺血发作

短暂性脑缺血发作（TIA），是由于脑血管系统发生暂时的血液供应不足，引起局灶性脑缺血导致突发的、短暂性、可逆性神经功能障碍。好发于 34～65 岁，男性多于女性。发病突然，多在体位改变、活动过度、颈部突然转动或屈伸等情况下发病。发作持续数分钟，通常在 30 分钟内完全恢复，一般无后遗症。

## 二、短暂性脑缺血发作的原因

各种原因都可能导致一过性脑供血不足，引起短暂性脑缺血发作。

1) 脑动脉粥样硬化：脂质沉积在动脉壁内膜形成粥样斑块，导致血管狭窄或血栓。

2) 微血栓栓塞：主动脉和脑动脉粥样硬化斑块及其附壁血栓的碎屑可散落在血流中成为微栓子，随血流进入小动脉，造成微栓塞，引起局部缺血症状。微栓子经酶的作用而分解，或因栓塞远端血管缺血扩张，使其移向血管末梢，则血供恢复，症状消失。

3) 心脏疾病：各种心脏病如风湿性心脏病、冠心病、高血压性心脏病等导致脑供血不足或脑血栓。

4) 血流动力学改变：急速的头部转动或颈部屈伸，可改变脑血流量而发生头晕，严重的可触发短暂脑缺血发作。主动脉弓、锁骨下动脉狭窄可引起盗血综合征，影响脑部血供不足。

5) 血液成分改变：由于血脂异常、糖尿病等导致血液黏稠、流动缓慢，从而诱发短暂性脑缺血发作。

## 三、短暂性脑缺血发作的临床症状

短暂性脑缺血发作的症状取决于发生的部位。

### 1. 颈内动脉系统

颈内动脉系统主要为大脑前 2/3 供血，其缺血可表现为偏瘫、偏身感觉障碍、失语、单眼视力障碍等，也可出现同向性偏盲等。比如突然出现眼前一黑或白色闪烁，看东西重影，或一侧肢体发软、发麻，或嘴歪眼斜、说话不利索，持续数分钟，这可能是一次短暂性脑缺血发作。

**2. 椎-基底动脉系统**

椎-基底动脉系统主要为大脑后1/3、小脑和脑干供血，其缺血可表现为：一过性眩晕、眼震颤、站立或步态不稳，一过性视物成双或视野缺损，一过性吞咽困难、饮水呛咳、言语不清或声音嘶哑等，少数可有意识障碍或摔倒。

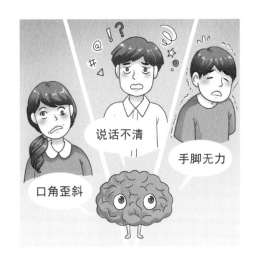

短暂性脑缺血发作症状

## 四、短暂性脑缺血发作的诊断

**1. 典型症状**

1）发病突然。

2）局灶性神经功能缺损。

3）持续时间短暂，多在 1 小时内，最长不超过 24 小时内恢复。

4）恢复完全，无后遗症。

5）反复发作。

**2. 辅助检查**

1）头颅 CT 或 MRI：头颅 CT 是脑部疾病的基本检查，用以排除脑出血、脑梗死或脑肿瘤等重大疾病，MRI 可进一步评估脑组织情况。

2）超声检查：颈动脉及锁骨下动脉超声为基本检查手段，可发现较明显的颅外段血管病变；经颅彩色多普勒超声可评估颅内血管及其血流情况。

3）血管检查：DSA 是评估颅内外血管最准确的检查手段（金标准）；CTA 和 MRA 是无创的血管成像技术，不如 DSA 精准，但可以作为筛查手段。

4）其他检查：血液流变检查如全血黏度、血浆黏度、血细胞比容等，颈椎检查，心电图，心脏彩超等。

## 五、短暂性脑缺血的治疗

### 1. 控制危险因素

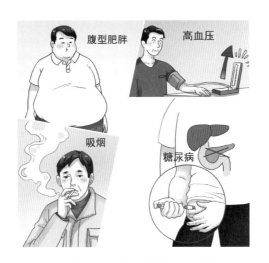

控制危险因素，预防短暂性脑缺血发作

如戒烟限酒，监控血压、血糖、血脂，控制体重，养成良好的生活饮食习惯，做到一级预防即病因预防，将疾病扼杀在萌芽中。

### 2. 药物治疗

对于高卒中风险的患者，可应用抗血小板聚集药物、改善循环药物、降纤药物、降脂稳斑药物，对于合并房颤的患者可给予抗凝治疗。

## 六、短暂性脑缺血发作的后遗症

短暂性脑缺血发作为慢性反复发作的临床综合征，发作期间可出现明显的局限性脑功能障碍表现，一般无后遗症。但往往会影响患者的心理、生活质量和工作能力，不同程度地削弱患者的社会适应能力。

## 七、最佳就诊时机

一旦出现短暂性脑缺血发作，就应该去神经内科就诊。短时间内反复多次发作应作为神经科的急症。短暂性脑缺血发作频繁者如果得不到有效控制，近期内发生脑梗死的可能性很大，应积极治疗。

## 八、总结

短暂性脑缺血发作不是一个十分严重的疾病，但它绝不是一个可以不管不问的小毛病。就像足球场上的第一张黄牌，短暂性脑缺血发作得不到积极有效的控制，脑梗死就离得不远了。

（郭庚撰文）

**6**

CHAPTER

外伤

# 脑外伤后神经反应

## 一、什么是脑外伤后神经反应

脑外伤后神经反应是指头部受到外力打击后出现的一系列神经反应，最常见的是脑震荡，大脑会出现短暂的、一过性的遗忘，特别是对脑外伤后的一段时间发生的事情无法回忆。

目前，脑震荡分为以下主要类型：①轻度脑震荡：指轻度头伤，表现为暂时性神经功能紊乱，无意识丧失；②典型脑震荡：指创伤所致暂时且可恢复性神经功能缺失，暂时性意识丧失不超过 6 小时。

## 二、脑外伤后神经反应的常见原因

由轻度颅脑损伤引起的临床综合征，一般是在头部受到轻度暴力打击后，产生的短暂意识丧失，随即清醒，可有逆行性遗忘，神经系统检查无明显变化。表现的一过性神经功能改变可能与脑组织受暴力打击后，脑干网状结构受损，影响上行激活系统有关。这种损害与颅脑损伤时脑脊液的冲击（脑脊液经脑室系统骤然移动）、外力打击瞬间产生的颅内压变化、脑血管功能紊乱、脑干的机械性牵拉或扭曲等因素有一定关系。临床资料也证实，有半数脑震荡患者的脑干听觉诱发电位检查提示有器质性损害。有学者提出，脑震荡有可能是一种最轻的弥漫性轴索损伤。

## 三、脑外伤后神经反应的症状

### 1. 意识障碍

受伤后即刻发生，时间短暂，一般不超过 30 分钟。醒转后，患者可有头痛、头晕、恶心、呕吐和乏力等症状。

### 2. 近事遗忘

清醒后不能叙述受伤经过，有明显的近事遗忘，但往事仍能回忆。

### 3. 脑震荡后遗症

恢复期患者常有头晕、头痛、耳鸣、失眠等症状，一般在受伤后数周或数月逐渐消失。但有些患者长期存在上述症状，有的还有记忆力下降和注意力不集中表现。若超过 6 个月不愈，除考虑有精神因素外，还应做进一步检查以排除其他继发性损伤的可能。

## 四、脑外伤后神经反应的诊断

脑震荡的诊断主要以颅脑受伤史，伤后短暂意识改变，近事遗忘及无神经系统阳性体征为依据。目前尚无直接、客观的诊断依据。因此，临床上需通过各种辅助检查，如颅骨 X 射线未见骨折；腰椎穿刺测压在正常范围、脑脊液没有红细胞；脑电图仅见低至高波幅快波偶尔有弥散性δ波和θ波，1～2 天内恢复，或少数患者有散在慢波，于 1～2 周内恢复正常；脑干听觉诱发电位可有 Ⅰ～Ⅳ 波波间期延长、Ⅴ 波潜伏期延长或有波幅减低或波形消失；CT 检查平扫及增强扫描均为阴性，而于连续动态观察中出现迟发性颅内继发病变，以鉴别和排除脑挫裂伤、弥漫性轴索损伤和迟发性颅内继发病变。

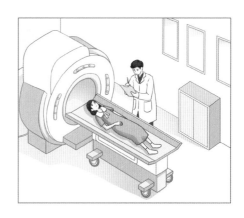

CT可用于脑外伤诊断

## 五、脑外伤后神经反应的治疗

外伤后在一定时间内可在急诊室观察，密切注意患者意识、瞳孔、肢体活动和生命体征的变化，以便发生颅内继发性病变或其他并发症时，可得到及时诊治。对于回家观察的患者，应嘱患者及家属，若患者出现头痛加重、恶心、呕吐、意识改变等病情恶化的征兆，应及时就诊，复查头部 CT，以排除颅内继发性损伤，尤其是血肿的形成。脑震荡急性期患者应注意卧床休息，避免外界不良刺激，减少脑力活动，适当给予镇静、镇痛及改善植物神经功能药物等治疗，并注意患者的心理调节，多数患者在 2 周内恢复正常，预后良好。

## 六、总结

患者一般无须特殊治疗。早期（1 周左右）采用卧床休息，保持良好的睡眠。如果休息不好，会影响疾病康复。这里提到的"休息"，重点是避免或减少脑力活动，如打游戏、算账等。同时给予一些安神、镇静、止痛及神经营养药物，有助于促进康复。口服药物即可，不必输液治疗（除非个别情况）。在伤后早期应严密观察伤情变化，如有病情变化应及时就诊复查，以免发生颅内血肿。

（屈延、罗涛撰文）

## 第二节　头皮血肿

### 一、什么是头皮血肿

　　头皮血肿多数由头部外伤导致血液积聚并被包裹于头皮内形成肿块所致。了解头皮血肿，应先了解头皮的结构。头皮的结构比较特殊，按层次依次可细分为：皮肤、皮下组织层、帽状腱膜、帽状腱膜下层以及颅骨骨膜层。血肿形成的位置主要位于皮下组织层、帽状腱膜下层及颅骨骨膜层下的相对疏松的间隙内。因此，按血肿出现于头皮内的具体层次可分为皮下血肿、帽状腱膜下血肿和骨膜下血肿 3 种。

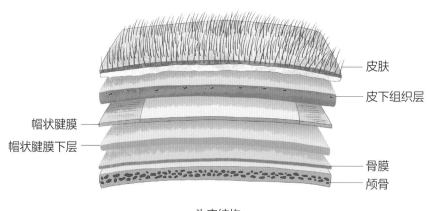

皮肤

皮下组织层

帽状腱膜

帽状腱膜下层

骨膜

颅骨

头皮结构

## 二、头皮血肿的常见病因

头皮血肿多由外伤所致。如果头皮血肿反复出现，应注意患者是否有诸如白血病、凝血因子缺乏、服用特殊药物导致凝血功能障碍等。

## 三、头皮血肿的症状

### 1. 皮下血肿

皮下血肿位于表皮和帽状腱膜之间。此处是血管、神经和淋巴汇集的部位，内有大量纤维隔连接、固定。皮下血肿比较局限，不易扩散，导致局部血肿腔内压力增高。皮下血肿摸起来较硬，疼痛感明显，部分伴有凹陷感。

### 2. 帽状腱膜下血肿

帽状腱膜下血肿位于帽状腱膜和骨膜之间。帽状腱膜下层组织疏松，血肿易扩散、范围广。严重时，血肿充满整个帽状腱膜下层，范围和帽状腱膜附着缘一致，前至眉弓，后至枕外隆凸和上项线，造成头顶显著增大，似一顶帽子盖在头上。帽状腱膜下血肿触摸时较软，有明显波动感，疼痛轻。由于血肿量较大，婴幼儿巨大帽状腱膜下血肿可能引起贫血甚至休克。

### 3. 骨膜下血肿

骨膜下血肿位于骨膜与颅骨表面之间。由于骨膜在颅缝处附着牢固，故血肿范围常不超过颅缝，血肿位置、形态和相应某块颅骨范围一致。骨膜下血肿触摸时质地较硬，可有波动感。婴儿骨膜下血肿长时间未能吸收时，骨膜可增厚或骨化，甚至形成含有陈血的骨性囊肿。

## 四、头皮血肿的诊断

患者多有明确的头部外伤史，头皮表面常有伤口或挫伤瘀斑。结合局部头皮血肿的表现即可明确诊断。

## 五、什么时候应该去医院就诊

头皮具有较大的弹性和韧性，暴力可以通过头皮和颅骨传入颅内，造成脑组织损伤，而头皮仅有轻微损伤甚至完整无损。头皮血肿患者要安静休息，应密切观察病情。一旦患者出现明显的头痛、恶心、呕吐、烦躁不安甚至逐渐失去意识，瞳孔不等大，耳、鼻出血等颅内脑损伤的症状，应及时送医院进一步诊治。当血肿面积较大，或超过 1 周未见明显吸收，应及时就诊。

## 六、头皮血肿的治疗

较小的头皮血肿 1～2 周内可自行吸收，一般无须特殊处理。局部适当加压包扎，有利于防止血肿扩大。头皮血肿的治疗需要注意以下几点。

1) 伤后 24 小时内，可在局部用纱布绷带加压包扎，或用冰块、冰水外敷，以减少出血及缓解疼痛。

2) 血肿较小者，在伤后几天内多能自行吸收痊愈。伤后 24～48 小时，可以热敷以促进血肿吸收。

3) 血肿较大者，血肿吸收时间较长。血肿一般于 1 周后开始逐渐液化。如有明显波动感，可在严密消毒下抽出血肿内积血，再加压包扎。切记不可自行用针随便挑破放血以免感染。

## 七、头皮血肿的后遗症

绝大部分的血肿能自行吸收，小部分较大的血肿吸收较慢，可能发生纤维化，进而留下局部硬块，长时间会逐渐软化。少数骨膜下血肿骨膜骨化可导致局部颅骨外板增厚。另外，需要注意局部头皮的清洁，否则局部血肿感染可能迁延至颅内，从而对患者造成严重影响。

## 八、总结

头皮血肿多因钝器伤及头皮所致，应注意观察是否合并有颅骨、脑损伤的可能。根据血肿位置可分为皮下血肿、帽状腱膜下血肿和骨膜下血肿 3 种。一般较小的头皮血肿无须特殊处理，1～2 周多能自行吸收；较大的血肿需要进行穿刺抽吸积血，同时局部压迫包扎。

（余永佳撰文）

# 颅骨骨折

## 一、什么是颅骨骨折

颅骨骨折是指外界暴力作用造成颅骨局部连续性中断，结构改变。由于颅骨不是承重器官，单纯的骨折对机体无明显影响。但导致颅骨骨折的外力通常都比较大，容易对颅内神经血管等相关组织结构造成损伤。这是颅骨骨折的危害所在。

颅骨骨折按骨折两侧是否有移位可分为线性骨折和凹陷性骨折；按骨折发生的部位可分为颅盖骨折和颅底骨折；按骨折处是否与外界相通可分为闭合性骨折和开放性骨折。

## 二、颅骨骨折的常见病因

当外界暴力作用于头部的瞬间，颅骨会变形。受局部着力面积、力量、角度等影响，当颅骨变形超过其弹性限度，就会发生颅骨骨折。

## 三、颅骨骨折的症状

### 1. 颅盖线性骨折

发生率最高的颅骨骨折。患者有明确的头部外伤史，骨折局部头皮有血肿或挫伤。部分骨折可能导致颅内出血、脑损伤而出现相应的头痛、呕吐等症状。

### 2. 凹陷性骨折

常见于颅盖部，骨折局部有明显的头皮软组织损伤，着力点可触及颅骨下陷。常伴有颅内脑组织挫伤而出现颅内高压、脑损伤的表现。

### 3. 颅底骨折

由于颅底前有颌面部，后有枕后肌肉保护，直接暴力难以触及，常为间接暴力延伸，所以颅底骨折多为线性骨折。而颅底是所有脑血管、颅神经出入的地方，局部颅骨在不同部位形成相应的孔道容纳神经、血管通过，颅骨与硬膜粘连紧密，所以颅底骨折时容易撕裂相应的硬膜，甚至损伤血管、神经而出现相应症状。

1）熊猫眼征及乳突瘀斑：是骨折导致的局部少量出血形成皮肤瘀斑。前颅窝骨折后局部血液可向下浸入眼眶，引起球结膜下瘀血及眼睑皮下瘀血，呈蓝紫色，类似熊猫眼，故称之为熊猫眼征。瘀血位于耳根后方皮肤，又称之为乳突瘀斑。

2）脑脊液漏：骨折撕裂硬膜及蛛网膜导致颅内脑脊液流出，称之为脑脊液漏。漏出脑脊液为清亮无色透明的液体，无黏性。但外伤早期常混杂有血液，表现为稀薄的血性液体，不易凝固。前部的前颅窝骨折常损伤鼻窦，引起脑脊液从鼻腔流出，称为鼻漏。而颅骨两侧损伤的常是乳突，导致脑脊液流入中耳，继而从外耳道流出（伴有鼓膜破损），称为耳漏（如骨膜完整，脑脊液经咽鼓管流至咽部）。

3）骨折损伤撕裂压迫颅神经：可表现为嗅觉减退、视力下降甚至失明、眼球及眼睑活动障碍、复视、听力下降、面瘫等。

4）颅底骨折损伤：颅底骨折损伤出入颅底的颈内动脉，可导致严重的鼻腔、口腔、颅内出血。颅底骨折损伤导致血管闭塞，引起脑梗死。颅底骨折引起动脉破裂，动脉血流入海绵窦导致动静脉瘘而表现为眼睑瘀血、搏动性突眼、眼睛周围异常杂音。

## 四、颅骨骨折的诊断

### 1. 颅盖骨折的诊断

X 射线或 CT 检查可作为重要诊断依据。对于闭合性颅盖骨折，若无明显凹陷仅为线性骨折时，单靠临床征象难以确诊，常要依靠 X 射线或 CT 检查以明确诊断。对于开放性骨折，如欲了解骨折的具体情况，特别是骨折碎片进入颅内的位置和数目，仍有赖于 X 射线或 CT 检查。

### 2. 颅底骨折的诊断

CT 扫描结合临床表现等手段可作为重要诊断依据。X 射线检查不易显示颅底骨折，但 CT 扫描大部分显示骨折的部位，不但对颅底骨折诊断有帮助，还可了解有无脑损伤，故有重要价值。但因颅底结构复杂、形态不规则，并且有许多孔裂，头颅 CT 有时难以分辨骨折线。颅底骨折的诊断主要依靠临床表现。如对是否有脑脊液漏有疑问时，可收集流出液做葡萄糖定量等检测来确定。

## 五、什么时候该去医院就诊

头部外伤导致颅骨骨折常是比较严重的暴力损伤，常并发颅内出血、颅神经损伤及脑损伤，应及时就诊，切不可自行观察、处理。

## 六、颅骨骨折的治疗

单纯性颅盖线性骨折无须特殊处理，但是应警惕硬膜外血肿和脑内血肿的发生。应该密切观察病情，以便针对硬膜外血肿和脑内血肿进行治疗。

颅底骨折本身无须特殊处理，如并发脑脊液漏时应预防颅内感染，切不可堵塞或冲洗鼻道、外耳道。让患者平卧休息，避免用力咳嗽、打喷嚏。绝大多数脑脊液漏患者在伤后 1～2 周内可自行愈合，如超过 1 个月仍未愈合应进行手术治疗。如果出现继发性视神经、面神经等颅神经损伤者，应根据情况进行药物治疗，必要时进行手术治疗。继发性血管损伤者，应尽早手术治疗。

对于开放且凹陷的颅骨骨折应尽早手术清创治疗，避免损伤对脑组织的压迫，预防感染。对于闭合且凹陷的颅骨骨折，应根据凹陷的深度、范围、部位综合考虑是否进行手术治疗。

## 七、治疗后会不会有后遗症

单纯的颅骨骨折，一般来说不会有后遗症。如果颅骨骨折并发有颅神经损伤、血管损伤，可能会出现相应的后遗症。

## 八、总结

颅骨骨折是指外界暴力作用造成颅骨局部连续性中断，结构改变。单纯的骨折对机体无明显影响。但导致颅骨骨折的外力都比较大，容易对颅内神经、血管等相关组织结构造成损伤。患者应尽早到医院就诊以明确是否有继发性脑脊液漏、颅神经或血管损伤、颅内出血等问题，以开展相应的治疗。

（余永佳撰文）

# 脑挫裂伤

## 一、什么是脑挫裂伤

脑挫裂伤是脑挫伤和脑裂伤的统称，脑组织遭受破坏较轻，仅在脑实质发生点状出血；而软脑膜仍保持完整者称为脑挫伤，软脑膜、血管、脑组织同时碎裂，并伴蛛网膜下腔出血者称为脑裂伤。因脑挫伤和脑裂伤往往并存，故合称脑挫裂伤。

## 二、脑挫裂伤的病因

交通事故、摔伤、暴力击打、火器伤、爆炸伤等各种颅脑创伤均可造成脑挫裂伤。脑挫裂伤好发生于暴力击打的受力点部位的直接损伤和对冲部位的对冲伤，对冲伤多见于对侧或双侧额、颞叶的前端和脑底部，这是由于前颅底和蝶骨嵴不平，外力作用使得脑组织在颅腔内的滑动及碰撞引起的；脑实质内的挫裂伤常因脑组织变形和剪应力损伤引起，以挫伤和点状出血为主。

## 三、脑挫裂伤的临床症状

脑挫裂伤的临床表现因致伤因素和损伤部位的不同而各异。

### 1. 意识障碍

多数患者伤后立即昏迷，伤情不同，昏迷时间长短不同，常以伤后昏迷时间超过 30 分钟作为判定脑挫裂伤的参考时限。意识障碍的程度是衡量脑挫裂伤轻重程度的客观指标，长期昏迷者多有广泛的脑皮质损害或脑干损伤。

### 2. 生命体征改变

多有明显的生命体征改变，一般早期表现为血压下降、脉搏细弱和呼吸浅快，随后逐渐恢复。如出现持续性低血压，应排除复合伤伴有活动性出血情况；如血压升高、脉压加大、脉搏大而有力、脉率变缓、呼吸加深变慢，则应警惕出现颅内血肿、脑水肿和脑肿胀的可能；患者体温可轻度升高，一般不超过 38℃，出现持续性高热者常伴有下丘脑损伤。

### 3. 头痛、呕吐

为脑挫裂伤最常见表现，如伤后持续剧烈头痛、频繁呕吐、意识障碍程度加深，或一度好转后再次加重，应给予必要的辅助检查，以明确有无血肿、水肿等继发性损害。昏迷者呕吐时可能会使呕吐物吸入肺部，应注意预防。

### 4. 癫痫

早期的癫痫多见于儿童，表现为局限性发作和癫痫大发作。

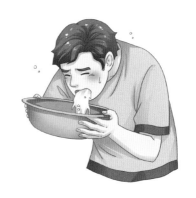

脑挫裂伤常导致呕吐

### 5. 神经系统体征

根据受伤部位以及程度不同，如伤及额叶、颞叶前端等"哑区"可无明显症状，伤及脑皮质可有相应的瘫痪、失语、视野缺损、感觉障碍和局灶性癫痫等征象。有新的定位体征出现时应考虑颅内继发性损害可能。

### 6. 脑膜刺激征

与外伤性蛛网膜下腔出血有关，表现为闭目畏光、蜷曲而卧，可伴有低热、恶心、呕吐，症状常于 1 周后消失。

## 四、脑挫裂伤的诊断

患者多有明确外伤史，病史结合临床表现以及 CT 扫描和其他检查可以明确诊断。

### 1. X 射线检查

可了解有无骨折，有助于判断致伤机制和伤情。

### 2. CT 检查

为首选检查方法，其作用可用于显示挫裂伤的部位、程度和有无继发性出血和水肿等表现，也可以根据脑室和脑池的大小和形态间接评估颅内压的高低，必要时需反复多次 CT 扫描，以动态观察颅内情况的变化。脑挫伤的 CT 表现为低密度脑水肿中出现散发的斑点状高密度出血灶，挫伤较为广泛时也会出现脑室受压移位等。同时因为常伴有蛛网膜下腔出血，所以 CT 可显示广泛的蛛网膜下腔出血和脑池出血，甚至脑室出现高密度影。

### 3. MRI 检查

一般不用于急性颅脑损伤的诊断，但是特殊情况下，如需显示脑干、胼胝体、脑神经的微小挫伤灶、轴索损伤和早期脑梗死，MRI 优于 CT。

### 4. 腰椎穿刺

根据脑脊液性状判断是否为血性，可用于脑震荡的鉴别诊断，同时释放血性脑脊液以及测定颅压，但不应在急性期进行，存在明显颅内压增高者禁忌。

### 5. 其他检查

1) 脑电图：主要用于对预后的判断或癫痫的监测。

2) 脑干诱发电位：对分析脑功能受损，特别是对脑干损伤平面的判定有重要参考价值。

3) 放射性核素检查：主要用于脑挫裂伤后期并发症（如血管栓塞、动静脉瘘、脑脊液漏和脑积水）的诊断。

## 五、脑挫裂伤的治疗及预后

### 1. 治疗原则

一般以非手术治疗为主，尽量减少损伤后的一系列病理生理反应，严密观察患者颅内有无继发血肿，维持机体内外环境的生理平衡，预防各种合并症的发生。有继发性颅内血肿或难以控制的颅内高压者才需手术。

### 2. 非手术治疗

1) 一般处理：轻、中度脑挫裂伤者主要予以对症处理，密切观察病情变化；重症患者应送到 ICU 观察，监测包括颅内压在内的各项指标。对颅内压增高、生命体征改变者及时复查 CT，排除颅内继发性病变。同时将患者床头抬高 15～30 度，保持呼吸道通畅并吸氧。及时复查血液生化，进行心、肺、肝、肾功能的评估。

2) 防治脑水肿，控制颅内压：早期通过体位以及在颅内压监护下进行脱水治疗，通过控制癫痫及高热等控制颅内压，后期伤情严重、颅内压高者可给予过度换气以及亚低温冬眠疗法。

3) 对症处理：包括对症处理高热、躁动、癫痫、消化系统溃疡等，预防肺部及其他部位的感染。

### 3. 手术治疗

1）手术指征：脑挫裂伤一般不需要手术治疗，但伴有颅内血肿 30 毫升以上，CT 提示有占位效应、非手术治疗效果欠佳，有脑疝迹象，或颅内压监测压力持续超过 25 毫米汞柱大于 30 分钟且难以控制，应及时行开颅清除血肿。水肿严重者可考虑去骨瓣减压。近年来，采用标准大骨瓣减压治疗广泛脑挫裂伤、严重颅内高压患者，取得了良好效果。

2）治疗并发症：脑挫裂伤后期并发脑积水时，应先行脑室外引流，待查明病因后再予以相应处理。

脑挫裂伤较轻者，意识障碍程度不深，绝大多数患者预后良好。但是对于高龄、意识差、格拉斯哥昏迷评分（GCS）为 5 分以下者，预后不良。

## 六、总结

脑挫裂伤可由多种原因致病，应及时就医，密切观察患者各项指标。CT 检查为首选，需动态监测。重点是控制颅内压及脑水肿，必要时手术治疗。

（屈延、张兴业撰文）

## 第五节 外伤性脑内血肿概述

### 一、什么是外伤性脑内血肿

外伤性脑内血肿是颅脑损伤的常见继发性病变，为出血积聚于颅内，对脑组织产生压迫，造成颅内压增高。血肿位于颅骨与硬脑膜之间称作硬膜外血肿，位于硬脑膜与蛛网膜之间称作硬膜下血肿，位于脑实质内称作脑内血肿，以直径 3.0 厘米以上，血肿量不少于 20 毫升为标准，常见于对冲性闭合性颅脑损伤。伤后 3 日内出现症状者属急性血肿，3 周以上出现症状者属慢性血肿，二者之间属亚急性血肿。外伤性脑内血肿的发生率在颅脑损伤住院患者中占 10% 左右，在重型颅脑损伤中占 40%～50%。随着诊断技术的发展和治疗经验的积累，该病死亡率逐渐下降。

## 二、外伤性脑内血肿的常见病因

外伤性脑内血肿可发生在颅内各个部位，以额、颞部多见，尤其是外侧裂区血肿；少见部位如小脑半球内血肿、基底核区或脑干血肿等。外伤性脑内血肿有两种类型：浅部血肿多由于挫裂的脑皮质血管破裂所致，常与硬膜下血肿同时存在，多位于额极、颞极及其底面，此种类型较为常见；深部血肿由脑深部血管破裂所致，脑表面无明显挫裂伤，很少见。脑内血肿大多为车祸和高空坠落伤所致，多为对冲性颅脑损伤。

## 三、外伤性脑内血肿的症状

急性外伤性脑内血肿的临床表现与血肿的部位及损伤的程度相关。额叶、颞叶血肿多因合并严重脑挫伤或硬膜下血肿，表现为颅内压增高症状及意识障碍，而缺少定位症状与体征。当血肿及挫伤累及主要功能区或基底核区血肿可表现为偏瘫、偏身感觉障碍、失语等，小脑血肿表现为同侧肢体共济及平衡功能障碍，脑干血肿表现为严重意识障碍及中枢性瘫痪。顶枕及颞后着力的对冲性颅脑损伤所致脑内血肿者，伤后意识障碍较重且进行性加重，部分有中间意识好转期或清醒期，然后病情恶化迅速，易形成小脑幕切迹疝。颅骨凹陷性骨折及冲击伤所致脑内血肿，脑挫伤相对局限，意识障碍少见且多较轻，除表现局部脑功能损害症状外，常有头痛、呕吐、眼底水肿等颅内压增高的征象，尤其是老年患者因血管脆性增加，较易发生脑内血肿。

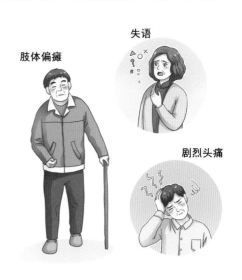

急性外伤性脑内血肿的症状

## 四、外伤性脑内血肿的诊断

急性期的头颅 CT 扫描显示高密度团块，周围有低密度水肿带，2～3 周血肿呈等密度，4 周以上可显示低密度影。脑内血肿常为复合性血肿，且有多发性血肿，而迟发性脑内血肿是迟发性血肿中较多见的类型，为避免漏诊，应密切观察病情变化，随时或定期复查头颅 CT。脑内血肿与脑挫裂伤、硬膜下血肿相似，患者伤后出现进行性颅内压增高及脑受压症状，头颅 CT 扫描及 MRI 检查可明确诊断。

## 五、外伤性脑内血肿的治疗

急性脑内血肿的治疗与急性硬膜下血肿相同，二者时常伴发。需要指出的是，要严密观察患者神志、瞳孔、生命体征的变化，若有异常及时告知医生，并给予对症处理。有意识障碍的患者要注意保持呼吸道通畅，及时吸痰，必要时行气管切开术。

### 1. 手术指征

1) 对于急性脑实质损伤（脑内血肿、脑挫裂伤）的患者，如果出现进行性意识障碍和神经功能损害，药物无法控制高颅压，CT 出现明显占位效应，应该立刻行外科手术治疗。

2) 格拉斯哥评分在 6 ~ 8 分以及额叶、颞叶挫裂伤体积 > 20 毫升且中线移位 > 1 厘米和（或）CT 扫描上有脑池受压表现的患者，应该立刻行外科手术治疗。

3) 任何损伤体积 > 50 毫升的患者均应该接受手术治疗。

4) 急性脑实质损伤（脑内血肿、脑挫裂伤）患者无意识改变和神经损害表现，药物能有效控制高颅压，CT 未显示明显占位，可在严密观察意识和瞳孔等病情变化下，继续药物保守治疗。

### 2. 手术方法

1) 对于额、颞、顶叶广泛脑挫裂伤合并脑内血肿、CT 出现明显占位效应者，应该提倡采用标准外伤大骨瓣开颅清除脑内血肿和失活脑挫裂伤组织，并彻底止血，常规行去骨瓣减压术、硬膜减张缝合术。

2) 对于无脑内血肿，额、颞、顶叶广泛脑挫裂伤脑肿胀合并难以控制的高颅压、出现小脑幕切迹疝征象者，应常规行标准外伤大骨瓣开颅、硬膜减张缝合术，去骨瓣减压。

3) 对于单纯脑内血肿、无明显脑挫裂伤、CT 出现明显占位效应者，按照血肿部位，采用相应部位较大骨瓣开颅清除血肿、彻底止血，根据术中颅内压情况决定保留或去骨瓣减压，硬膜原位缝合或减张缝合。

4）对于后枕部着地减速性损伤、对冲伤导致的双侧大脑半球脑实质损伤（脑内血肿、脑挫裂伤）性脑内多发血肿，应该首先对损伤严重侧病灶进行开颅手术，必要时行双侧开颅大骨瓣减压术。

### 六、外伤性脑内血肿的后遗症

1）脑萎缩：严重伤后 30%发生脑萎缩，原因是挫伤部位组织坏死和血凝块逐渐吸收，挫伤区大脑皮质局部萎缩，蛛网膜下腔变宽。幼儿期可使脑发育停滞。

2）脑软化：较大的挫裂伤和出血吸收不良形成液化囊肿。

### 七、总结

综上所述，头部外伤的情况较为复杂及多变，发生后建议及时到医院急诊科就诊，便于医生给予评估病情，以免耽误治疗造成严重后果。同时对于轻度颅脑损伤的患者，后期可能伴有不同程度的脑损伤后遗症，需要保持良好的心态，逐渐适应，必要时需配合心理科协同治疗。

（屈延、王宝撰文）

---

## 第六节　外伤性硬膜外血肿

### 一、什么是硬膜外血肿

硬膜外血肿是血液积聚于硬脑膜和颅骨之间形成的血肿，多见于颞部、额顶部和颞顶部，主要是由颅脑损伤导致血管破裂或颅骨骨折出血引起，约占外伤性颅内血肿的 30%，可发生于任何年龄，儿童少见。根据发病时间可分为急性硬膜外血肿、亚急性硬膜外血肿和慢性硬膜外血肿。临床上以急性硬膜外血肿最为多见，它主要发生在头部外伤后数小时内。而亚急性硬膜外血肿和慢性硬膜外血肿的发病时间分别为头部外伤后 3 天～3 周、3 周以上。

## 二、硬膜外血肿的常见病因

硬膜外血肿发生的原因主要为头部外伤。当头部受到碰撞或击打时，颅骨的瞬间变形会撕扯位于颅骨和硬脑膜之间的血管，导致动脉或静脉破裂出血。另外，颅骨骨折后锐利的断端割破血管或颅骨内的出血也会形成硬膜外血肿。脑血管畸形破裂出血、严重的凝血功能障碍等也会成为病因。

## 三、硬膜外血肿的症状

硬膜外血肿常与其他多种急性颅脑损伤类型伴随发生，症状较为复杂。单纯性硬膜外血肿的症状主要以意识障碍、颅内压增高征象为主，且有其独有的特点。

### 1. 意识障碍

当颅脑损伤较轻时，患者会因为硬膜外出血量逐渐增加而出现进行性意识障碍加深。最典型的特征性症状为：颅脑损伤略重时，患者受伤后即出现意识障碍，随后逐渐清醒，但不久再次陷入昏迷，我们称之为"中间清醒期"。当颅脑损伤严重，硬膜外出血非常迅速，患者病情可能稍微缓解即陷入持续昏迷状态。

### 2. 颅内压增高

由于血肿占据大量颅内空间导致颅内压力骤增，患者可出现头痛、恶心、呕吐等症状，这种呕吐常为喷射样呕吐。

此外，患者还可能出现一些不典型症状，如头晕、视物模糊、感觉障碍、呼吸及心率减慢、血压升高、癫痫发作、偏瘫、偏盲等，严重时会出现休克。

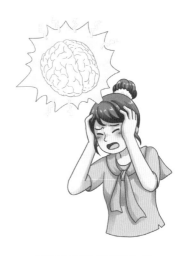

因颅内压增高出现头痛

## 四、硬膜外血肿的诊断

硬膜外血肿的诊断主要依靠临床症状及影像学检查。结合查体，该病不难诊断。

### 1. 查体

头部受伤着力点处常可见头皮挫裂伤及头皮局部肿胀或形成头皮下血肿。神经系统查体可见意识障碍、视物模糊、偏盲、双侧瞳孔不等大、一侧肢体瘫痪或肌力下降等体征。

### 2. 头颅 CT

典型的硬膜外血肿 CT 特点为：在颅骨内板下方有双凸形或梭形边缘清楚的高密度影，有时可因同时有新鲜出血及凝血块而出现混杂密度影；骨窗位常可显示血肿部位颅骨骨折。此外，血肿可见占位效应，中线结构移位，病变侧脑室受压、变形和移位。

### 3. 头颅 MRI

硬膜外血肿的形态和 CT 相似，呈双凸形或梭形，边界清晰，位于颅骨内板和脑表面之间。此外，由于血肿占位效应，患侧脑皮质受压扭曲，向中线方向靠近。

## 五、硬膜外血肿的治疗

硬膜外血肿的治疗主要包括保守治疗和手术治疗。

### 1. 保守治疗

对于意识清醒或仅有短暂轻度意识障碍的患者，一般硬膜外血肿较小，可采取保守治疗，即给予止血、抗感染、活血化瘀等。急性期后可根据情况脱水降颅压，缓解高颅压症状；在保守治疗期间，应密切注意患者的意识、瞳孔及生命体征的变化，并动态复查头部 CT，一旦出现手术指征，应急诊行手术治疗。

### 2. 手术治疗

对于意识障碍较重，头颅 CT 显示硬膜外血肿较大，出现了明显的神经系统受损症状，以及发生脑疝随时危及生命的患者，应急诊行手术治疗。手术方式主要为开颅血肿清除和/或去骨瓣减压术，即将血肿所在部位的部分颅骨打开并去除，同时将硬脑膜外的血液或血凝块彻底清除。若脑组织损伤较轻，也可将去除的颅骨瓣置回。此外，紧急情况下也可采用钻孔抽吸引流术，即在血肿部位经颅骨钻空，将硬膜外血肿抽出或放置引流管待其自行排出，这一操作多为血肿危及生命急救时所采用。

## 六、治疗后会不会有后遗症

单纯硬膜外血肿一般治疗效果比较理想。因其出血部位在硬脑膜外，未伤及脑组织，及时就医行保守治疗或手术治疗后很少留有后遗症。若血肿对大脑压迫时间较久，则可能出现相应的神经症状，如视力下降、视野缺损、肢体活动障碍、性格改变等。

## 七、总结

硬膜外血肿是颅脑外伤的一种常见类型，出血部位在硬脑膜与颅骨内板之间。主要临床表现为意识障碍和高颅压症状，"中间清醒期"是其特征性临床表现。通过症状和头颅 CT 脑表面边界清晰的梭形高密度影可明确诊断。硬膜外血肿一旦确诊，可根据病情严重程度行保守治疗或手术治疗。及时就医，一般预后良好，很少出现后遗症。

（祝刚撰文）

## 第七节　外伤性硬膜下血肿

### 一、什么是硬膜下血肿

人体颅骨与脑组织间有三层膜，由外向内分别为硬脑膜、蛛网膜和软脑膜，三层膜合称脑膜。硬膜下血肿是指各种原因引起的颅内出血，血液积聚在硬脑膜与蛛网膜之间的硬膜下腔隙，对脑组织造成压迫，引起颅内压增高，严重时危及生命，是发生于颅内常见的血肿形式。根据血肿发生的时间，可分为急性硬膜下血肿（伤后 3 天内）、亚急性硬膜下血肿（伤后 3 天～3 周内）和慢性硬膜下血肿（伤后 3 周以上）。急性硬膜下血肿与慢性硬膜下血肿的病因、临床表现及预后均有较大区别，其处置原则差别较大。

## 二、硬膜下血肿的常见病因

急性硬膜下血肿主要由创伤引起，是颅脑创伤常见的继发损害。常见的创伤原因包括交通事故、跌落、撞击、暴力袭击等，致伤原因的构成在不同国家地区之间各有不同，且与社会经济发展水平相关。

在儿童和老年人中，最常见的受伤原因是跌落，尤其是跌落时后枕部或前额部着地。根据出血来源的不同，急性硬膜下血肿可分为复合型硬膜下血肿和单纯型硬膜下血肿，复合型硬膜下血肿伴有不同程度的脑挫裂伤，病情发展较快，预后较差；单纯型硬膜下血肿是脑组织表面的脑桥静脉断裂所致，出血较缓，病情发展较慢，预后较好。慢性硬膜下血肿多见于儿童及老年人，起病隐匿，大多数颅脑外伤很轻微，部分患者可无明显创伤史或忘却受伤经过。

## 三、硬膜下血肿的症状

急性硬膜下血肿往往伴有不同程度的脑挫裂伤及脑水肿，病情危重，受伤初期可表现为头痛、恶心、呕吐、肢体活动障碍等，病程进展快，较快出现意识障碍，持续昏迷，且进行性加重。若救治不及时，将危及生命。亚急性和慢性硬膜下出血，血肿形成相对较慢，症状出现较晚，病情缓和。亚急性硬膜下出血患者常常表现为头痛、呕吐加剧、躁动不安及意识进行性恶化，严重时昏迷。慢性硬膜下血肿患者多数有轻微头痛、乏力、一侧或双侧肢体无力、言语障碍等。

## 四、硬膜下血肿的诊断

发生头部外伤后，首选头颅 CT 检查，急性和亚急性硬膜下血肿诊断主要根据患者明确的头部创伤史，伴有头痛、呕吐、视乳头水肿等颅内压增高表现，头颅 CT 提示颅内新月形高密度或等密度影，即可确诊。对于慢性硬膜下血肿的诊断，患者受伤术后往往无明显症状，待出现症状时，可能已忘记头部创伤史，诊断主要依赖头颅 CT，必要时可行头颅 MRI 进一步明确诊断。

## 五、什么情况下应该去医院就诊

对于有明确头部外伤史者，特别是出现头痛、恶心、呕吐等症状时，应尽早就医，行头颅 CT 检查，排除急性颅脑损伤的可能。对于无明确外伤史，但出现头痛、肢体活动障碍、言语障碍的患者，尤其是中老年人，应就医进行头颅 CT 检查以排除慢性硬膜下血肿的可能。

对于急性硬膜下血肿患者，只要达到手术指征，应尽快手术。具体手术方式根据术者经验、习惯，医院医疗条件以及患者意愿决定。部分急性硬膜下血肿患者可保守治疗，但需要密切观察病情变化。对于慢性硬膜下血肿，有明显症状者或者血肿厚度超过 1 厘米者，应尽快行手术治疗，手术首选钻孔引抽吸流术。对于全身状况差、凝血功能异常、症状不明显者，可采取保守治疗。

## 六、治疗后会不会有后遗症

急性硬膜下血肿的预后主要取决于受伤部位、受伤程度、是否合并脑挫裂伤、手术时机等因素。病情危重者经手术治疗仍可能出现死亡、长期昏迷或者严重残疾；病情较轻者可完全恢复，且无明显后遗症。慢性硬膜下血肿一般预后较好，除部分患者术后病情恶化甚至死亡，大部分患者可恢复正常的工作和生活。

## 七、总结

硬膜下血肿是常见的颅内血肿，常见于颅脑创伤。急性硬膜下血肿往往伴随脑挫裂伤以及脑内血肿，需及时救治，严重者需尽快手术治疗。慢性硬膜下血肿好发于中老年人，预后一般较好。

（屈延、杨晨撰文）

## 第八节 外伤性脑梗死

### 一、什么是外伤性脑梗死

外伤性脑梗死是指人体颅脑受到外力伤害后，导致脑部血液供应不足而进一步引起的脑组织缺血或缺氧性坏死，是颅脑外伤患者较为常见的一种并发疾病。由于患者脑部受到打击后，大部分处于昏迷状态而未能及时发现脑梗死症状，故对患者做出明确的诊断是非常重要的。

## 二、外伤性脑梗死的常见原因

外伤性脑梗死的原因较为复杂，目前仍无明确定论，主要存在以下几种说法：①机械性脑血管损伤，患者头部受到外力冲击时，颈部前伸、后仰或者扭转的程度太大，使得颈部动脉出现损伤，进而引起血管内膜破裂或者出血，导致血栓形成，血栓脱落后会进入患者的颅内血管，从而引起脑梗死。②脑部血管受压迫，颅脑外伤患者颅内会发生水肿和颅内压增高等变化，这些变化导致脑组织压迫大脑内部的血管，从而影响局部血液供应，引起脑梗死。③脑血管痉挛，脑部受到损伤后血管破裂，破裂出血的时候会释放炎性物质，导致其他未破裂的血管痉挛收缩进而形成血栓，引起脑梗死。④血流流速和凝血状态的改变，颅脑创伤会导致局部脑组织缺血，缺氧和酸中毒等变化，从而释放大量的组织因子，使局部血管血液处于高凝状态，诱发脑梗死。

## 三、外伤性脑梗死的症状

患者有明显头部外伤史，伤后出现的临床症状加重，如颅内高压性恶心、呕吐、呼吸急促或者减弱、失语、意识模糊或者昏迷等症状。

## 四、外伤性脑梗死的诊断

外伤性脑梗死临床表现缺乏特异性，因此影像学检查是主要诊断方式。CT检查表现为脑皮质出现的低密度影；PET-CT 和 CTA 检查可以发现梗死的血管和梗死的部位；MRI 检查可以在早期甚至超早期做出明确诊断，具有较高的应用价值。

## 五、外伤性脑梗死的治疗及预后

外伤性脑梗死的治疗主要是以下 4 个方面。

1) 伤后 24 小时如无活动性脑出血和心脏功能不全，应给予低分子左旋糖苷扩容和尼莫地平缓解血管痉挛。

2) 当影像学检查显示水肿严重时，可适当脱水降低颅内压，若出血梗死面积较大且伴有中线偏移时，应采用外科手术治疗。

3) 如果影像学检查明确是血栓引起的梗死，在排除溶栓的禁忌后可采用动脉内溶栓治疗。

4）在积极治疗后，可以给予高压氧、脑细胞保护药物、针灸和康复锻炼等对症支持治疗。

## 六、总结

脑外伤发生后应该积极呼救专业医生，争取使患者在受伤后"黄金1小时"内得到有效的医疗干预。外伤性脑梗死的病情进展迅速，患者预后一般较差，有较高的病死率和致残率，需要引起足够的重视。

（屈延、葛顺楠撰文）

## 第九节　急救与转运

颅脑损伤在日常生活中十分常见，发生率仅次于四肢伤，主要因交通事故、坠落、跌倒等所致。颅脑损伤是我国因创伤致死的首要原因，也是交通事故中的主要死因。重型颅脑损伤患者的死亡率、致残率高。因此，掌握正确的院前急救与转运方法对挽救患者生命至关重要。

颅脑损伤是指外界暴力直接或间接作用于头部所造成的损伤。在正常情况下，脑组织受到头皮、颅骨、脑膜等结构的保护，轻微外力不容易出现脑损伤，但受到较大外力时可能造成头部软组织损伤、颅骨骨折、脑组织损伤等。严重者可致颅内血肿及广泛脑挫裂伤，进而导致急性脑水肿、颅内压增高、脑疝，死亡率极高。在颅脑损伤的处理中，时间就是生命，应争分夺秒进行急救及转运。急救及转运过程可按以下步骤进行。

### 1. 保持镇静，寻求援助

在确保周围环境安全的情况下，迅速接近伤者，尝试呼唤伤者并迅速查看伤情，大声进行呼救，并拨打120急救电话。对呼之不应者，应维持其呼吸道通畅，可采用"双手抬颌法"：即将双手放在患者两侧下颌角处将下颌托起，清除口腔内异物；同时将手指放于伤者颈部气管一旁，探查颈动脉搏动，若大动脉搏动消失，且可以排除胸骨及肋骨骨折时，应立即进行心肺复苏。

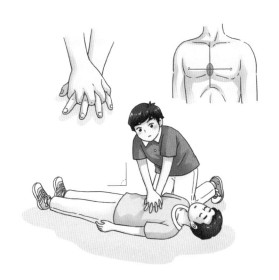

急救图

### 2. 就地取材，对伤口迅速止血

由于头皮血供十分丰富，一旦有头皮裂伤，伤口不易回缩且常出血凶猛，严重者可致失血性休克而危及生命。因此，存在头皮裂伤时应尽量减少拨动伤口，并尽早止血。止血方法主要为压迫止血法，可就地取材，利用相对清洁的衣服用力压迫出血部位或对伤口处进行加压包扎止血。按压时应注意按压部位准确，有时出血量较多导致无法判断出血部位时，可先将手用力压住大致的出血部位，然后逐个松开手指、手掌，松开后出血加重的部位即为出血部位。

伤口内留置有致伤物时，不可轻易取出，应连同伤口一起包扎保护，因为并不清楚该致伤物进入颅骨的深度及其是否损伤脑内血管等，强行拔除有可能导致大出血。如果发现有脑组织脱出，可用相对清洁的器皿扣住并包扎保护，不应用衣服等勒住或将脑组织塞回颅内，以免脑组织肿胀受压，颅内压升高引起脑疝等。

### 3. 查看伤者状态，置于合适体位

颅脑损伤严重者多存在意识不清，不能很快清醒，加之频繁呕吐，咳嗽和吞咽反射消失，口腔、呼吸道积存大量食物残渣、黏稠浓痰和血块等可致呼吸道堵塞并造成窒息。此时应将伤者置于平卧位，头略后仰并偏向一侧。同时，暴露伤

者脖颈、上胸部等，以防止胸部损伤造成的呼吸窒迫。如果发现伤者耳鼻等处有血液和无色透明液体（脑脊液）流出，说明患者可能合并有颅底骨折、脑脊液漏，此时应将患者平卧，患侧向下，让血液及脑脊液顺利流出，切忌堵塞外耳道或鼻腔，以免血液积聚在颅内造成血肿、脑脊液逆流引起继发颅内感染。

**4. 迅速查看是否合并其他部位的外伤**

颅脑损伤患者多伴有其他部位的外伤，如骨折、肝脾破裂等，应进行相应处理。四肢骨折可采取小夹板外固定的方式减轻伤者痛苦，对于突出皮肤的骨折不应将其还纳。若颅脑损伤后外出血不多而伤者出现脉搏细速、口唇苍白、出虚汗等表现时，应考虑失血性休克、内脏损伤大出血的可能，应尽快转入医院进行救治。

特别需要注意的是，对于可能有脊柱骨折的患者不应随意搬动，应将其平卧或平挪至硬板上或担架上等待救援。搬运过程中应保持伤者头部的相对固定，即头与躯干的相对固定，二者同步运动，相互不发生相对运动。需要抬动与翻身时应采用平托法、滚动法进行，使伤者保持平直状态，身体在整个搬运过程中整体抬动与滚动。将伤者抱起或背起均有可能会加重脊柱损伤，严重者可能压迫脊髓导致截瘫。

**5. 尽快平稳转运**

简单处理后应尽快将伤者送到附近有条件的医院进行专业救治。越早救治，伤者的存活率越高。

（屈延、郭昊撰文）

## 第十节 外伤性寰枕脱位、寰枢椎脱位

### 一、什么是外伤性寰枕脱位、寰枢椎脱位

人体的颅颈交界区包括枕骨、寰椎和枢椎及其附属的韧带结构，其构造极为

精巧，在外伤过程中可能造成相应骨和韧带的损伤，从而出现枕骨和寰椎间、寰椎和枢椎间的脱位，称为外伤性寰枕脱位、寰枢椎脱位。

## 二、外伤性寰枕脱位、寰枢椎脱位的常见原因

枕骨两侧的枕骨髁和寰椎侧块的上关节面构成寰枕关节（左右各一），而寰椎侧块的下关节面和枢椎的上关节突构成寰枢关节（左右各一），寰椎前弓还和枢椎的齿状突构成寰齿关节（仅中间一个），上述这五个关节对于维持颅颈交界区的稳定至关重要。在外伤过程中，枕骨及枕骨髁的骨折，寰椎前弓和侧块的骨折，以及枢椎齿状突、侧方关节和椎板峡部的骨折，是造成外伤性寰枕脱位、寰枢椎脱位的最重要原因。

由于寰枢关节和寰齿关节具有较大的活动度，尤其在维持颈椎旋转时有重要作用，所以此处的韧带对于保持运动状态下的稳定意义重大。此处的韧带组织主要包括寰椎横韧带、翼状韧带、齿突尖韧带、寰枕前膜和寰枕后膜等，这些韧带的损伤也是造成上述脱位的重要原因。

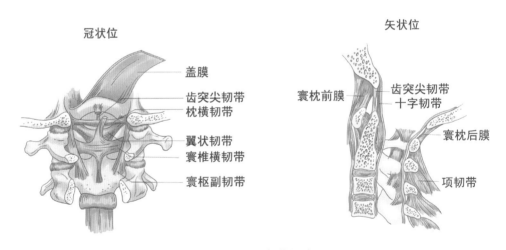

冠状位

盖膜
齿突尖韧带
枕横韧带
翼状韧带
寰椎横韧带
寰枢副韧带

矢状位

寰枕前膜
齿突尖韧带
十字韧带
寰枕后膜
项韧带

颅颈交界区的韧带构成

## 三、外伤性寰枕脱位、寰枢椎脱位的症状

根据患者的伤情、骨折情况以及相关韧带结构损伤情况不同，症状也不同。轻症患者可能无明显不适，或仅有颈项部的酸痛感，常常伴有移动头位时明显疼

痛，出现转头或低头受限。如患者骨折伴移位明显，从而造成脊髓损伤，可能会出现肢体麻木乏力，甚至瘫痪。

寰枕脱位和寰枢椎脱位的患者如早期因症状不明显而未及时处理，后期由于脊髓的长期受压，可能出现慢性改变，例如出现脊髓空洞症，从而表现为躯体和四肢的痛温觉障碍、肌肉萎缩和夏科氏关节病等。也可能由于延髓和高颈髓腹侧受压，而出现饮水呛咳等表现。值得注意的是，寰枕交界区的外伤很可能合并颅脑损伤，患者的症状可能被颅脑损伤所掩盖，故遇到颅脑损伤的患者需要警惕是否合并有寰枕交界区损伤的可能。

## 四、外伤性寰枕脱位、寰枢椎脱位的诊断

对于外伤患者，如果合并颈项部疼痛、上肢麻木乏力等临床表现时，一定要考虑是否存在寰枕交界区的损伤合并脱位，故在搬动患者时，一定不能随意改变其头位，以免加重患者病情。

客观检查上，颈椎正侧位和张口位 X 光片是最简便的检查手段，且对于诊断寰枕脱位和寰枢椎脱位有很好的提示作用。值得注意的是，患者动力位颈椎 X 光片虽然对判定颈椎稳定性有很大好处，但对于怀疑寰枕脱位或寰枢椎脱位的患者需要慎用，由于患者本身稳定差，过屈和过伸体位改变均可能会加重病情。对于无明显移位的寰枕交界区损伤，颈椎 CT 能很好地诊断骨折位置和类型，从而指导进一步的治疗。而颈椎 MRI 对判断脊髓受压情况有很好的提示作用，但往往急诊难以完成，对于择期手术的患者，建议进行 MRI 检查，能更全面地评估神经功能。

## 五、什么时候应该去医院就诊

当有明确外伤后，出现颈项部疼痛、肢体麻木或者乏力等，应该立即就诊，并进行相关检查，明确是否存在寰枕脱位或寰枢椎脱位，并予以相应治疗。如伤后无相关症状，则需持续观察，如果后续出现了上述症状，应尽快就医。

## 六、外伤性寰枕脱位、寰枢椎脱位的治疗

治疗上分保守治疗和手术治疗。对于稳定型的寰枕交界区损伤，例如单侧的寰椎前弓骨折，枢椎齿状突骨折（Ⅰ型）不伴横韧带损伤或枢椎棘突骨折等，在不伴有明显寰枕脱位或寰枢椎脱位的情况下，可以采用保守治疗，此时可以让患

者佩戴硬质颈围，严重者可以使用头颈胸支具，将颅颈交界区相对固定。而对于已经有明显不稳定表现，或者脊髓受压明显等情况下，需要手术治疗。手术的主要目的是为了解除骨性结构对脊髓的压迫，避免出现脊髓受压的风险。根据具体的伤情分为枕颈融合内固定术和寰枢椎内固定术，其目的是稳定脱位的寰枕关节和寰枢椎关节。如果脊髓肿胀明显，可能还需要做寰枕减压和硬膜扩大减压。此外，对于 Ⅱ 型齿状突骨折，也可以从颈前路行单纯齿状突螺钉固定。

## 七、治疗后会不会有后遗症

一旦发生外伤性寰枕脱位和寰枢椎脱位，需尽快就医，并根据伤情进行相应治疗。如果耽误病情，可能导致骨折部位的假性关节形成，延髓受压，并出现肢体麻木、乏力等。如不及时治疗，可能会导致肌肉萎缩、瘫痪、畸形，严重者可能出现高位截瘫，甚至出现呼吸功能障碍。

## 八、总结

由外伤引起的寰枕脱位和寰枢椎脱位并不少见，常常合并颅脑损伤和脊髓损伤，患者可能存在颈项部疼痛、肢体麻木或乏力等表现，故在遇到上述患者时要警惕颅颈交界区骨性损伤的可能，并行颈椎正侧位和张口位检查以及颈椎 CT 检查，必要时需要行颈椎 MRI 以明确颈髓受损情况。一旦明确为外伤性寰枕脱位或寰枢椎脱位，应立即予以治疗。对于有明显移位，造成脊髓受压的，需行手术治疗，以解除脊髓压迫，维持寰枕交界区的稳定性。

（陆云涛撰文）

# 7

CHAPTER

颅脑肿瘤

颅脑肿瘤是一种在大脑或颅内形成的组织肿块，可以是良性的，也可以是恶性的。它们可以影响大脑功能，并且可能导致病理性症状和生理性症状，如头痛、恶心、呕吐、疲乏、记忆障碍、意识改变等。颅脑肿瘤的诊断通常需要通过MRI、CT等检查。治疗颅脑肿瘤通常需要多种方法，包括手术、放疗、化疗等。预后因个体情况不同而异。

## 第一节　颅骨骨瘤

### 一、什么是颅骨骨瘤

颅骨骨瘤是指颅骨上的骨肿瘤。它们可以是原发性的，也可以是转移性的。

### 二、颅骨骨瘤的病因

颅骨骨瘤的病因尚不完全清楚，但有一些因素可能导致颅骨骨瘤的形成，例如遗传、环境毒素、辐射暴露等。

### 三、颅骨骨瘤的临床表现

颅骨骨瘤的临床表现有头痛、眩晕、恶心、呕吐、意识丧失、瞳孔不对等、视力下降等。如果肿瘤压迫了脑组织，可能会导致癫痫、肌肉萎缩、语言障碍等。

### 四、谁更容易患病

颅骨骨瘤可以发生在任何年龄段，通常发生在年龄较大的人群中，男性比女性更易患病。

### 五、颅骨骨瘤的诊断

颅骨骨瘤的诊断通常是通过 CT 来确诊。如果肿瘤局限于颅骨，通常不需要进行组织活检。

## 六、颅骨骨瘤的治疗

颅骨骨瘤的治疗方法包括手术治疗、放疗、化疗以及生物治疗。具体的治疗方案取决于肿瘤的大小、位置以及患者的健康状况。

### 1. 手术治疗

是治疗颅骨骨瘤的最常用方法。根据颅骨骨瘤的位置和大小，外科医生可以选择手术的方式，包括颅骨全切手术、部分颅骨切除手术、颅骨骨瘤的经皮治疗以及颅骨骨瘤的经颅穿刺。

### 2. 放疗

是将一定量的放射线照射到颅骨骨瘤上，以抑制骨瘤的生长。这种治疗方法常常被用于无法手术治疗的颅骨骨瘤，或者在手术治疗后作为辅助治疗。

### 3. 化疗

通过化疗药物来抑制颅骨骨瘤的生长。化疗药物可以通过口服或静脉注射的方式治疗颅骨骨瘤。

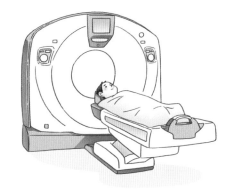

放疗

### 4. 生物治疗

是一种使用生物学原理来治疗疾病的方法，包括免疫治疗和基因治疗。这些方法在颅骨骨瘤治疗中的应用还处于试验阶段，有待进一步研究。

## 七、颅骨骨瘤的预后

颅骨骨瘤的预后因病情的严重程度、治疗方法的选择等因素而异，一般情况下，早期诊断和及时治疗的患者预后较好。

## 八、总结

颅骨骨瘤是骨组织中不正常的细胞生长，可以是良性的，也可以是恶性的。主要症状是头痛、疼痛、视力障碍、意识障碍、癫痫等。诊断包括：头颅 MRI、颅脑 CT、颅脑放射线、生物标志物检测等。

颅骨骨瘤的治疗方法主要有手术治疗、放疗、化疗、生物治疗。手术是最常用的治疗方法，具体方法因病情而异。放疗可以抑制癌细胞生长，减轻病痛。化疗是对恶性骨瘤的常用治疗方法，可以抑制肿瘤生长。

颅骨骨瘤的预后取决于癌细胞的性质、所在位置及治疗方法等。

总体来说，颅骨骨瘤的诊断和治疗应该由专业的医生进行，并结合病情的特点，制订最合适的治疗方案。

（王海峰、苑可欣撰文）

## 第二节　颅骨血管瘤

### 一、什么是颅骨血管瘤

颅骨血管瘤是指颅骨内的血管发生增生，从而形成的肿瘤。

### 二、颅骨血管瘤的病因

颅骨血管瘤的病因尚不完全清楚，但已知一些因素可以增加疾病的患病风险，如高血压、糖尿病、吸烟等。

### 三、颅骨血管瘤的临床表现

颅骨血管瘤通常不会对患者造成明显痛苦，但是一些患者可能会有头痛、恶心、呕吐、视力问题等。如果颅骨血管瘤长得很大，还可能压迫大脑，导致其他神经系统问题。

### 四、谁更容易患病

颅骨血管瘤通常发生在中老年人身上，男性比女性更容易患病。

### 五、颅骨血管瘤的诊断

颅骨血管瘤的诊断通常要通过脑部 CT 或 MRI 检查。这些检查可以显示血管瘤的位置、大小和形状。

## 六、颅骨血管瘤的治疗

如果颅骨血管瘤不影响脑功能，且生长缓慢，则可以不予治疗。如果颅骨血管瘤对脑功能造成影响或生长速度较快，则可能需要治疗。治疗颅骨血管瘤的方法可以是手术切除、放疗以及药物治疗。手术切除是最常用的治疗方法，但不是所有患者都适合手术，具体需结合病情而定。放疗是使用放射线来治疗颅骨血管瘤，可以减缓血管瘤的生长。药物治疗则是使用药物来治疗颅骨血管瘤，但目前尚不成熟。

### 1. 手术治疗

对于大型颅骨血管瘤或影响脑功能的血管瘤，手术是主要的治疗方法。目前常用的手术方法包括微创手术和开颅手术。微创手术适用于小型血管瘤，该方法减少了手术风险和创伤，但不适用于复杂的血管瘤。开颅手术是一种更加全面的手术方法，适用于大型血管瘤。

### 2. 非手术治疗

对于小型颅骨血管瘤或对手术风险高的患者，非手术治疗是一种选择。常用的非手术治疗包括药物治疗、放疗。药物治疗主要通过调节血管生成和生长来控制血管瘤生长，但其疗效有限。放疗是一种利用放射线来治疗血管瘤的方法，可以抑制血管瘤生长，但其长期效果尚不明确。

总体来说，治疗颅骨血管瘤的方法要根据血管瘤大小、位置、生长速度以及患者的健康状况等因素来定，最终的选择需要在专业医生的指导下进行。

## 七、颅骨血管瘤的预后

颅骨血管瘤的预后取决于多种因素，包括血管瘤的大小、位置和生长速度、是否对脑功能造成影响等。建议患者咨询医生，根据个人情况制订合适的治疗计划。

## 八、总结

颅骨血管瘤的诊断通常通过 CT、MRI 和血管造影（如脑血管造影）确定。治疗方案因个体情况而异，包括手术、放疗、药物治疗、生物治疗。

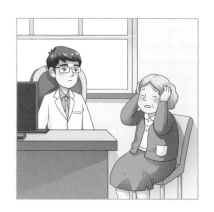

咨询医生，制订治疗计划

颅骨血管瘤的预后取决于血管瘤的大小、位置以及与其他器官的相对位置。一般而言，早期诊断和治疗可以改善预后。

（陈若琨、苑可欣撰文）

## 第三节 颅骨表皮样囊肿

### 一、什么是颅骨表皮样囊肿

颅骨表皮样囊肿（皮质瘤）是一种在颅骨内的囊性肿瘤，是常见的颅内囊性肿瘤。

### 二、颅骨表皮样囊肿的病因

关于颅骨表皮样囊肿的病因还不清楚，但认为是由表皮细胞（皮质细胞）异常生长所致。

### 三、颅骨表皮样囊肿的临床表现

颅骨表皮样囊肿的典型症状是头痛，但大多数患者并不抱怨头痛，仅有少数人因肿瘤与脑干相接触导致脑病变而表现为头痛、晕厥等。

### 四、谁更容易患病

对于颅骨表皮样囊肿来说，年龄越大的人越容易患病，60 岁以上的人患病率最高，男性和女性的患病率基本相同。

### 五、颅骨表皮样囊肿的诊断

颅骨表皮样囊肿可以通过 MRI 或 CT 来诊断，可以详细显示囊肿的位置、大小和形状，并通过进一步的病理诊断以确定肿瘤组织类型。

## 六、颅骨表皮样囊肿的治疗

颅骨表皮样囊肿的治疗包括手术切除、激光切除、毒素注射或放疗。具体治疗方法取决于囊肿的大小、位置和性质。

## 七、总结

颅骨表皮样囊肿的预后通常非常好，因为它们是良性肿瘤。如果及时诊断并采取适当的治疗，大多数颅骨表皮样囊肿都可以完全治愈。然而没有治愈的情况也存在，具体情况取决于囊肿的大小、位置、性质以及治疗方法的选择。因此，最好在医生的指导下定期随访，以确保疾病的监测和控制。

（王亮、苑可欣撰文）

第四节　颅骨嗜酸性肉芽肿

## 一、什么是颅骨嗜酸性肉芽肿

颅骨嗜酸性肉芽肿是一种罕见的颅骨肿瘤，是由颅骨中的嗜酸性细胞增生导致的。

## 二、颅骨嗜酸性肉芽肿的病因

颅骨嗜酸性肉芽肿的病因尚不完全清楚。有些研究表明，嗜酸性细胞增生可能是由于遗传因素或环境因素所致：例如某些基因突变和环境因素，如暴露于某些有毒物质中，可能导致颅骨嗜酸性肉芽肿的发生。

## 三、颅骨嗜酸性肉芽肿的临床表现

主要包括头痛、视力障碍、癫痫和脑肿胀。如果肿瘤生长到关键部位，可能导致运动障碍、言语困难和精神障碍。

#### 四、颅骨嗜酸性肉芽肿的诊断和治疗

颅骨嗜酸性肉芽肿通常需要进行 MRI 检查以及病理学检查以确认诊断。其治疗包括外科切除、放疗和化疗。具体治疗方法取决于肿瘤的大小、位置和生长情况。

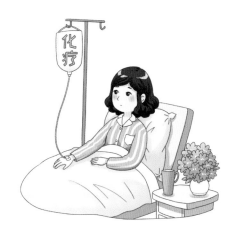

化疗

#### 五、颅骨嗜酸性肉芽肿的预后

该病预后取决于许多因素，包括肿瘤的位置、大小和生长情况，以及患者的年龄和健康状况。

通常情况下，早期诊断和治疗的患者预后较好。如果肿瘤可以完全切除，患者的预后通常非常好。如果肿瘤无法完全切除，则可能需要进一步治疗，如放疗和化疗。

患者需要定期接受医学检查，以监测肿瘤的生长情况和预后。

#### 六、总结

颅骨嗜酸性肉芽肿，多是感染性和免疫源性的，不属于恶性肿瘤，是一种良性的细胞增生，我们需要根据具体的临床表现以及位置进行评估，进一步决定是否需要医疗干预。

（林坚、苑可欣撰文）

# 脑胶质瘤及其分级

## 一、什么是脑胶质瘤

脑胶质瘤是一种常见的脑肿瘤，其特征是起源于脑内胶质细胞。胶质细胞是大脑细胞的重要组成部分，负责对脑电信号进行缓冲和过滤。脑胶质瘤根据恶性程度，可分为四级，Ⅰ~Ⅱ级称为低级别胶质瘤，相对生长缓慢，具有良性肿瘤特点；Ⅲ~Ⅳ级称为高级别胶质瘤，肿瘤生长快、容易复发，患者预后往往较差。

## 二、脑胶质瘤的病因

脑胶质瘤的病因尚不完全明确，但已知有一些因素可能导致脑胶质瘤的发生。

1) 基因突变：脑胶质瘤可能与基因突变有关，特别是影响细胞生长和分裂的基因。

2) 辐射暴露：接受颅脑放射线治疗的人群更易患上脑胶质瘤。

3) 神经发育障碍：如果在胎儿期存在神经发育障碍，也可能导致脑胶质瘤的发生。

4) 其他因素：某些遗传病、环境因素，如长期酗酒吸烟，以及某些化学物质的暴露，都可能与脑胶质瘤的发生有关。

## 三、脑胶质瘤的分级

脑胶质瘤的分级是指将脑胶质瘤分为几个不同的类别，以确定其生长速度、恶性程度和对患者的威胁程度。通常使用世界卫生组织（WHO）的分级系统，其分级标准如下。

Ⅰ级（良性）：生长缓慢，不易扩散，无转移性。

Ⅱ级（低度恶性）：生长缓慢，但有扩散倾向，无转移性。

Ⅲ级（高度恶性）：生长速度中等，有扩散倾向，但不易转移。

Ⅳ级（高度恶性）：生长速度快，容易扩散和转移到其他器官。

需要强调的是，这些分级是基于统计数据的平均值，并不适用于个体情况。

因此，对于每个患者，应该结合临床病情、影像学特征和生物学标志物等多种因素进行评估，以确定准确的分级和预后。

## 四、脑胶质瘤的临床表现

临床表现因肿瘤的位置和大小而异，通常包括以下症状。

1）头痛：头痛是脑胶质瘤的常见症状，特别是在早晨或晚上出现。

2）癫痫：脑胶质瘤可导致癫痫发作，特别是肿瘤位于脑内的某个特定区域。

3）意识障碍：脑胶质瘤可导致意识障碍，包括昏迷和混乱。

4）视力问题：如果肿瘤影响了视觉中枢，可能出现视力问题。

5）运动障碍：脑胶质瘤可导致运动障碍，包括肌肉麻痹和共济失调。

6）语言障碍：如果肿瘤影响了语言中枢，可能出现语言障碍。

7）其他症状：还可能出现恶心、呕吐、记忆障碍等症状。

注意，这些症状可能有其他原因导致，并不一定是脑胶质瘤。如果有任何疑虑，请咨询医生。

## 五、脑胶质瘤的治疗

### 1. 手术

手术是脑胶质瘤的主要治疗方法，目的是尽量切除肿瘤，以最大程度地保留正常脑功能。不同病例可以采用不同的手术方法，例如开颅手术、立体定向手术等。

### 2. 放疗

放疗是一种利用高能电离辐射抑制肿瘤生长和扩散的治疗方法。一般可以在手术后或单独使用。

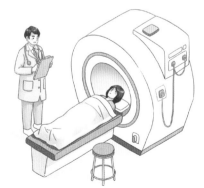

放疗

### 3. 化疗

一般在手术后或与放疗联合使用。

此外，对于晚期或难治性脑胶质瘤，还可以考虑其他治疗方法，例如免疫治疗等。具体治疗方案需根据个体情况而定。

脑胶质瘤的治疗一般需要综合多种治疗手段，并需要长期的随访和监测。因此，对于脑胶质瘤患者，需要定期到医院接受专业的随访和治疗。

## 六、脑胶质瘤的预后

脑胶质瘤的预后因患者的具体情况而异，但主要取决于以下因素。

1) 胶质瘤类型：不同类型的胶质瘤具有不同的生长速度和侵袭性，这可能会影响疾病的预后。

2) 胶质瘤大小和位置：较小、位于中央位置的胶质瘤通常具有更好的预后。

3) 患者年龄：年轻患者通常有更好的预后，因为他们的身体更强壮，更容易应对和耐受治疗。

4) 医疗保健：接受质量高、适当的治疗和照顾可能有助于改善预后。

5) 患者其他健康状况：如患者患有其他疾病，或者免疫系统较弱，都可能会影响其预后。

总体而言，每个患者的预后都不一样，需要由医生评估。

## 七、总结

脑胶质瘤是一种恶性肿瘤，发生在大脑的胶质细胞中。脑胶质瘤的临床表现包括头痛、呕吐、眩晕、记忆丧失等。目前尚不清楚脑胶质瘤的确切病因，但有证据表明基因突变、染色体异常和辐射等因素可能导致其发生。脑胶质瘤的预后因患者的具体情况而异，主要取决于瘤的类型、大小和位置以及患者年龄、医疗保健和患者其他健康状况。脑胶质瘤的治疗包括手术、放疗、化疗和其他介入疗法。治疗方案需要由医生根据患者的具体情况评估。

（吴赞艺、韩圣、苑可欣撰文）

# 脑膜瘤

## 一、什么是脑膜瘤

脑膜瘤是一种起源于蛛网膜细胞的脑肿瘤，是常见的脑部肿瘤之一。脑膜瘤的生长相对缓慢，常常发生于 50 岁以上的患者，是成年人常见的脑肿瘤，因其大小和在脑中的位置不同可以导致各种症状。

## 二、脑膜瘤的病因

脑膜瘤的病因目前尚不清楚。以下因素可能会增加患脑膜瘤的风险。

1) 年龄：脑膜瘤更常见于 50 岁以上的患者。

2) 暴露于电离辐射：暴露于电离辐射（如 X 射线）与脑膜瘤风险增加有关。

3) 性别：女性比男性更容易患脑膜瘤。

4) 家族史：有脑膜瘤或其他脑肿瘤的家族史可能会增加患脑膜瘤的风险。

5) 某些医学病症：如神经鞘瘤 2 型，与患脑膜瘤的风险增加有关。

## 三、脑膜瘤的临床表现

脑膜瘤的临床表现主要包括头痛、视力障碍（如视力丧失、瞳孔不对等等）、癫痫、偏瘫、认知障碍等。如果脑膜瘤位置造成了重要的脑结构压迫，可能会出现恶心、呕吐、头晕、眼球突出等症状。

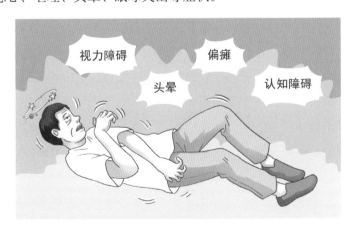

脑膜瘤的临床表现

#### 四、脑膜瘤的诊断

1）临床症状：根据患者的临床症状（如头痛、视力障碍、癫痫等）进行初步诊断。

2）影像学检查：如 CT、MRI 等，以确定脑膜瘤的位置、大小、形态及是否与周围组织接触。

3）细胞学检查：如活检、组织切片等，以确定脑膜瘤细胞类型。

4）其他检查：如血液检查、生化检查等，以排除其他疾病的干扰。

多种诊断方法结合使用，有助于准确诊断脑膜瘤。

### 五、脑膜瘤的治疗

脑膜瘤的治疗包括手术切除、放疗、化疗以及观察和综合治疗。具体的治疗方案要根据患者的具体情况、病情的严重程度、瘤体大小和位置以及患者年龄等因素确定。治疗方案应该是多学科团队协商确定的，以确保患者得到最佳的治疗效果。

### 六、脑膜瘤的预后

脑膜瘤的预后可能因个体差异而有所不同，一般来说，早期诊断和治疗对预后起到重要影响。治疗方式、瘤体大小和位置、患者年龄和健康状况等都是影响预后的因素。如果肿瘤得到有效控制，预后通常良好；反之，预后可能不佳。因此，对于脑膜瘤患者来说，定期随访和早期干预是非常重要的。

### 七、总结

脑膜瘤是一种脑肿瘤，发病部位在保护脑部和脊髓的膜——脑膜。脑膜瘤的常见症状包括头痛、癫痫、记忆问题和视觉变化。通过影像学检查（如 MRI）和活检确诊脑膜瘤。脑膜瘤的治疗取决于肿瘤的大小、位置和类型，可能涉及外科切除、放疗或二者结合。脑膜瘤的预后一般较好，特别是对于体积小、生长缓慢的肿瘤。

（张华楸、苑可欣撰文）

# 听神经瘤

## 一、什么是听神经瘤

听神经瘤是一种位于桥小脑角区的良性肿瘤，其特点是生长在听神经上，可以影响听力，但通常不会危及生命。

## 二、听神经瘤的病因

听神经瘤的病因尚不完全清楚，但有一些因素可能导致其形成，包括遗传因素、环境毒素、病毒感染、某些药物的使用以及某些手术等。

## 三、听神经瘤的临床表现

1) 听力损失：听神经瘤可以影响听力，包括急性或慢性听力下降。

2) 声响干扰：听神经瘤可能会产生干扰性声音，如呀呀声或嗡嗡声。

3) 颞痛：听神经瘤可能会导致头痛，特别是颞部。

4) 眩晕：听神经瘤可能会导致眩晕或晕厥。

5) 乳突反射减退：听神经瘤可能会导致乳突反射（一种听力测试）减退。

这些症状可能是听神经瘤的临床表现，但也可能是其他疾病的症状。因此，如果有这些症状，建议尽早进行诊断。

## 四、听神经瘤的诊断

1) 听力试验：测量听觉功能的下降。

2) 颅内扫描：CT 或 MRI 扫描以确定瘤体的位置和大小。

3) 颅内检查：在颅内手术中直接判断。

4) 组织学检查：病理学检查确定瘤组织的类型。

## 五、听神经瘤的治疗

### 1. 外科手术

对于大部分听神经瘤，外科手术是最有效的治疗方法，特别是当听神经瘤对听力造成显著影响时。目的是切除听神经瘤，保留正常的听功能。

### 2. 放疗

对于一些不适合手术的听神经瘤，或者已经进行了手术但仍存在残余瘤，可以考虑放疗。放疗可以通过降低瘤细胞的生长速度，减少瘤体大小，但是它不能彻底治愈听神经瘤。

### 3. 支持治疗

对于一些患者，特别是那些听力已经受到严重损害的患者，如助听器、语言康复治疗等支持治疗也很重要。

### 4. 观察随访

适用于那些不显著影响听力或生活质量的听神经瘤患者。

## 六、总结

听神经瘤的预后取决于几个因素，包括肿瘤的大小和位置，患者的整体健康状况，以及所选择的治疗方案。听神经瘤的早期发现和治疗可以极大地改善患者的预后。一般来说，肿瘤较小、及时接受治疗的患者预后较好。手术切除肿瘤通常是最有效的治疗方法，可以保持良好的听力，但重要的是要了解可能仍有一些残留的听力损失或其他长期影响。密切监测和随访护理对于确保听神经瘤患者获得最佳结果也至关重要。

（张弩、苑可欣撰文）

## 第八节 垂体腺瘤

## 一、什么是垂体腺瘤

垂体腺瘤是一种发生于垂体细胞的肿瘤，多属良性，生长于鞍区，可伴有内分泌功能紊乱症状、视力障碍等临床症状。

## 二、垂体腺瘤的病因

目前垂体腺瘤的病因尚不清楚，但有一些因素，如遗传因素和某些疾病（例如良性脑肿瘤），可增加患垂体腺瘤的风险。

## 三、垂体腺瘤的临床表现

1）头痛：因为肿瘤对周围脑组织施加压力而导致的头痛是常见的临床表现。

2）视力障碍：肿瘤对视神经压迫可能导致视力障碍，如视力下降、视野缺损；如果向外侧压迫动眼神经，将会表现出复视、眼睑下垂等症状。

3）激素相关表现：泌乳素型可表现有泌乳闭经；生长激素型表现为肢端肥大、巨人症等；促肾上腺素型可表现为水牛背、满月脸等。

4）食欲增加：肿瘤可能影响内分泌，导致食欲增加和体重增加。

5）疲劳：因为肿瘤产生的激素波动可能导致疲劳和其他体力问题。

## 四、垂体腺瘤的诊断

1）病史和体格检查：医生会询问患者病史，进行体格检查，以确定是否有任何特殊的肿块或异常。

2）影像学检查：如 CT 扫描、MRI 等，用于确定肿块的位置和大小。

3）血液检查：为了评估肿瘤的内分泌特点，需要进行垂体相关激素的血液学检查。

4）功能学检查：如果疑似垂体腺瘤，医生可能会进行功能学检查，以评估患者的内分泌功能。

综上所述，多种方法结合是诊断垂体腺瘤的最佳途径，以确保诊断的准确性和可靠性。

## 五、垂体腺瘤的治疗

1）药物治疗：对于部分体积较小的垂体腺瘤，可以使用药物治疗，例如激素替代疗法，以控制症状。

2）放疗：对于一些较大的垂体腺瘤，可以通过放疗来减小肿瘤的大小。

3）手术：对于大多数垂体腺瘤，手术是最有效的治疗方式，主要目的是切除肿瘤。

4) 联合治疗：对于一些复杂情况，可以使用药物治疗和手术相结合的方法。

治疗方式的选择应该基于患者的个体情况，包括肿瘤的大小和位置、患者的健康状况等。

## 六、总结

垂体腺瘤的预后因个体情况不同而异，包括肿瘤大小和生长速度、患者的整体健康状况等因素。早期诊断和治疗可以极大地改善患者的预后。手术是治疗垂体腺瘤最有效的方法，密切监测和随访照顾对于确保垂体腺瘤患者的最佳预后也至关重要。

（赵曜、苑可欣撰文）

第九节

# 颅咽管瘤

## 一、什么是颅咽管瘤

颅咽管瘤是一种先天性良性肿瘤，由胚胎期颅咽管的残余组织发生。颅咽管瘤发病率约占颅内肿瘤的 4%，为儿童常见先天性肿瘤，在鞍区肿瘤发病率统计中占比较高。

## 二、颅咽管瘤的病因

大多数颅咽管瘤起源于颅颊管靠近漏斗部的残余鳞状上皮细胞，故肿瘤位于鞍上，形成所谓"鞍上型"颅咽管瘤；少数肿瘤起源于中间部的残余细胞，则肿瘤位于鞍内，形成所谓"鞍内型"颅咽管瘤。部分颅咽管瘤在鞍上和鞍内都有，则肿瘤呈哑铃形。

### 三、颅咽管瘤的临床表现

1) 颅内压增高：一般是因肿瘤向鞍上发展累及第三脑室前半部。闭塞室间孔导致脑积水所致。

2) 视力及视野障碍：肿瘤位于鞍上压迫视神经、视交叉、视束所致。

3) 垂体功能低下：肿瘤压迫垂体前叶导致生长激素及促性腺激素分泌不足所表现的生长发育障碍，成人可有性功能减退、闭经等。

4) 下丘脑损害：肿瘤向鞍上发展使下丘脑受压，可表现为体温偏低、嗜睡、尿崩症及肥胖性生殖无能综合征。

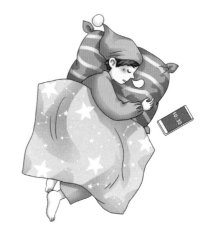

颅咽管瘤会表现为嗜睡

### 四、颅咽管瘤的诊断

患者如出现高颅压、神经眼科症状及下丘脑—垂体功能紊乱均应考虑颅咽管瘤的可能。根据好发部位、临床表现及辅助检查诊断颅咽管瘤并不困难。凡青少年儿童出现内分泌功能障碍，如发育矮小、多饮多尿、肥胖、生殖器发育不良等，均应首先考虑本病；若有鞍上或鞍内钙化斑，更有助于诊断。若成人出现性功能障碍或头痛、视力及视野障碍，也应考虑本病。少数临床表现不典型者、临床症状轻微者诊断不易，关键是要提高对本病的警惕性。实验室检查、CT 和 MRI 对诊断具有重要意义，对疑似病例应及时做上述检查，以免延误诊断。

#### 1. 实验室检查

普通实验室检查无特殊。内分泌功能检查多数患者可出现糖耐量曲线低平或下降延迟，血 T3、T4、FSH、LH、GH 等各激素水平下降。少数表现为腺垂体功能亢进，大多数表现为程度不等的腺垂体及相应靶腺功能减退。

#### 2. CT 扫描

CT 扫描显示为鞍区肿瘤改变，非增强扫描者实质性肿瘤表现为高密度或等密度影像，钙化斑为高密度，囊性者因瘤内含胆固醇而呈低密度，CT 值为 –40～10Hu，囊壁为等密度。病变边界清楚，呈圆形、卵圆形或分叶状，两侧侧脑室扩大。强化扫描时约 2/3 的病例可有不同程度的增强，CT 值增加 12~14Hu，囊性颅咽管瘤呈环状强化或多环状强化而中心低密度区无强化，少数颅咽管瘤不强化。一般具有钙化、囊腔及强化后增强三项表现的鞍区肿瘤。

## 五、颅咽管瘤的治疗

### 1. 手术切除

可行全切或次全切，但肿瘤与颈内动脉、视神经等周围组织紧密相连且大的瘤体对周围组织有浸润，其效果往往不能令人满意，复发率高，且易产生下丘脑损伤引起尿崩症、体温失调、无菌性脑膜炎。手术后症状改善也不理想。

### 2. 伽马刀

伽马刀治疗颅咽管瘤目前技术很成熟，因为伽马刀治疗的精确性，所以很少能伤害到肿瘤周边的正常组织。对于有囊性变的肿瘤，可以在伽马刀治疗后对囊肿进行穿刺。

## 六、颅咽管瘤的预后

过去该病的手术全切除率低，致死致残率及复发率高。近年来开展显微手术，为保护正常脑组织、争取肿瘤全切除、减少下丘脑及垂体损伤、降低致残率及死亡率创造了有利条件，大大地改善了患者的预后。颅咽管瘤的手术死亡率已降至 2%，10 年生存率达 58%~66%，复发率为 7%~26.5%。

## 七、总结

颅咽管瘤是一种良性先天性肿瘤，常表现为内分泌障碍、视力问题和颅内压增高症状。治疗方法包括外科手术、放疗和药物治疗。

（赵曜、赫强撰文）

# 拉克氏囊肿

## 一、什么是拉克氏囊肿

拉克氏囊肿，起源于垂体 Rathke 囊的良性上皮性囊肿，又称 Rathke 囊肿、垂体囊肿、上皮黏液囊肿等。在人胚胎发育 4 周时消化管的颊泡发育成一憩室状结构，称 Rathke 囊。11～12 周时随着囊前后壁增生，形成垂体前部和中部。但垂体的中部可残留一小腔隙，日后在发育过程中此腔隙逐渐被上皮细胞填充，少数人该腔隙一直留存。当腔隙内分泌物显著增加，该腔隙可扩大形成较大的囊肿，即 Rathke 囊肿。

## 二、拉克氏囊肿的病因

拉克氏囊肿是先天性疾病，主要是因为在垂体进化的过程中没有完全退化所致。通常情况下绝大多数人在发育过程中，囊腔会被上皮细胞覆盖，但是有一部分人没有退化完全，垂体前后叶之间的囊腔没有被完全覆盖，最后产生液体，形成拉克氏囊肿。

## 三、拉克氏囊肿的临床表现

最常见的临床病症是头痛，垂体内分泌功能障碍及视功能障碍。视功能障碍包括视力和视野改变，视野改变多数为双颞侧偏盲，其原因为囊肿直接压迫视神经所致。

## 四、拉克氏囊肿的诊断

诊断拉克氏囊肿最常见的检查为 MRI。MRI 表现为鞍区边界清楚的肿物，T1 多呈低信号，T2 多呈高信号。其不同的信号变化是由于囊肿内容物的蛋白质含量不同所致。当囊肿内容物与脑脊液相类似或蛋白质含量<100000 毫克/升时，T1 显示低信号，T2 高信号；当蛋白质含量在 100000～170000 毫克/升时，T1 和 T2 均为高信号；当蛋白质含量>170000 毫克/升时，T1 呈高信号，T2 呈低信号。

1）以 T1WI 呈低信号，T2WI 呈高信号为代表，其囊性部分代表脑脊液。

2）T1WI 呈高信号，T2WI 信号各异，T1WI 高信号主要与囊壁黏液分泌细胞所分泌的黏多糖含量的增加有关。

3）T1、T2 均高信号，其原因主要与囊内黏多糖含量的增加、慢性出血、高胆固醇含量以及囊壁的细胞碎屑等多种成分的共存有关。

如检查显示鞍内或鞍内向鞍上发展的圆形或椭圆形肿物，边界清楚，信号均匀，无强化，仅周边有环形强化，尤其当肿物大小在 1 厘米 左右，应考虑 Rathke 囊肿可能。

## 五、拉克氏囊肿的治疗

症状性的鞍内 Rathke 囊肿患者应采取手术治疗。经鼻蝶窦入路显微神经外科手术是治疗本病的首选方法。该方法创伤小、安全、术后复发率低。

手术原则是彻底清除囊肿内容物，缓解囊肿对垂体组织、鞍膈、视神经、视交叉的压迫，尽量减少手术对周围垂体组织的损伤。对于以月经紊乱、不育或闭经泌乳综合征就诊的年轻女性，更应保护好周围的垂体组织。

## 六、拉克氏囊肿的预后

大多数患者的头痛、视神经功能障碍等症状，手术后能得到缓解或改善；对于术前表现为垂体前叶功能低下、性功能减退及尿崩症者，手术后症状较难改善。

## 七、总结

拉克氏囊肿是先天性疾病，主要是因为在垂体进化的过程当中没有完全退化所致。拉克氏囊肿是一种非肿瘤性病变，预后较好。拉克氏囊肿常见临床表现为头痛、垂体内分泌功能障碍及视功能障碍。

（倪石磊、王珂撰文）

## 第十一节 血管母细胞瘤

### 一、什么是血管母细胞瘤

血管母细胞瘤（HGB）为组织学良性肿瘤。在颅内，多发生于颅后窝（是成人颅后窝常见的原发性颅内肿瘤）。可发生于小脑半球、小脑蚓部或脑干。幕上HGB 较罕见。还可以发生于脊髓（占脊髓肿瘤病例的 1.5%～2.5%）。与血管性脑膜瘤之间的关系和（或）鉴别存在争议。组织学上与肾细胞癌之间也难以区分。

### 二、血管母细胞瘤的病因

本病的致病基因为 WHL 基因，位于染色体 3p25-26 区，呈显性遗传，可与肾囊肿、肾肿瘤、胰腺囊肿和视网膜血管瘤等并发。

### 三、血管母细胞瘤的临床表现

小脑 HGB 的症状和体征与其他颅后窝病变相似，可出现头痛、恶心、呕吐、小脑相关症状等，还可能出现梗阻性脑积水。HGB 很少导致颅内出血性脑卒中，然而有研究认为，如果仔细分析颅内出血的病例，有可能发现符合 HGB 特征的异常血管（偶尔被误诊为 AVM），而且可能并不少见（尽管 CT 或血管造影呈阴性）。视网膜 HGB 好发于视网膜周边，可能会出血并引起视网膜脱离。红细胞增多症可能是由于肿瘤释放的促红细胞生成素所致。

### 四、血管母细胞瘤的诊断

#### 1. CT

通常为等密度、强化明显的实性病变，囊性 HGB 增强后仍为低密度，其结节明显强化。

#### 2. MRI

由于肿瘤好发于颅后窝，因此 MRI 优于 CT。可以显示蛇形信号流空影，尤其在病灶周边多见。另外，病灶周边也可因陈旧出血而出现含铁血黄素沉积。

### 3. 血管造影

通常可显示密集的血管（颅后窝的其他大多数肿瘤都是相对乏血供性病变）。当 HGB 的瘤结节较小，在 CT 及 MRI 上无法显示时，需行造影检查。有四种表现形式：①含有血管的瘤结节位于无血管的囊壁上；②血管性病变包绕着无血管的囊肿；③实性的血管性占位；④多发、孤立的血管性结节。

### 4. 实验室检查

常表现为红细胞增多症（肿瘤内无造血灶）。如果病史提示可能存在嗜铬细胞瘤，应行实验室检查明确是否有肿瘤产生的儿茶酚胺。

## 五、血管母细胞瘤的治疗

### 1. 手术治疗

手术治疗为治疗 HGB 的最佳方案，对于囊性者一定要全部切除肿瘤结节和基底部附着处的部分囊壁，实质性肿瘤则应根据肿瘤所在部位决定手术切除范围和程度。

手术切除肿瘤的主要困难为肿瘤血运丰富，常有 1~2 根较粗的动脉对肿瘤供血，应先予以切断，不宜分块切除；术中切除有困难者可根据情况行减压术或脑脊液分流术，以缓解颅内压，术后再行放疗；对身体其他部位肿瘤应先查清后再进行分期切除。

术中如仅切除壁结节而忽视了对基底部周围的清扫，则容易残留肿瘤组织。在条件允许的情况下应适当扩大壁结节附着处周围的囊壁切除范围，以达到根治的目的。

### 2. 放疗

1）伽马刀对较小（<3 厘米）的实质性血管母细胞瘤有较好的控制作用；对肿瘤伴囊性变者，特别是囊性变较大者，虽可完全控制瘤结节，但不能控制囊性变的增大；大肿瘤也不适合伽马刀。

2）伽马刀治疗后 6 个月出现放射性脑水肿，需要脑室腹腔分流术和长时间的类固醇激素治疗。

3）照射剂量：肿瘤中心剂量 21.0Gy~50.0Gy，平均 33.7Gy；周边剂量 12.0Gy~24.0Gy，平均 17.6Gy；可在 1 年左右重复治疗。

### 六、血管母细胞瘤的预后

手术死亡的主要原因为术中止血不彻底、术后血肿形成和对脑干的影响。多发及合并内脏囊肿或血管瘤者预后较差。

肿瘤全切除者预后良好，复发率为 12%～14%，手术死亡率为 4.5%～40%。

### 七、总结

血供丰富、边界清楚的实性或囊性肿瘤，可发生于中枢神经系统及视网膜。是成人颅后窝最常见的原发性颅内肿瘤。影像上可表现为实性或含强化的瘤结节的囊性病变。全血细胞计数提示可能与红细胞增多症有关。

（朱国华、王珂撰文）

# 第十二节 颅内淋巴瘤

## 一、什么是颅内淋巴瘤

中枢神经系统淋巴瘤包括原发中枢神经系统的淋巴瘤和全身淋巴瘤侵入中枢神经系统的继发性淋巴瘤。该病发病率低，占中枢神经系统肿瘤的 1%～3%。对于大多数颅内恶性淋巴瘤是原发还是继发，尚存在争议。

## 二、颅内淋巴瘤的病因

### 1. 原发性中枢神经系统淋巴瘤

1）先天性免疫缺陷如特异性基因突变导致中枢神经系统淋巴瘤。

2）受到病毒感染、药物刺激等也可能导致中枢神经系统淋巴瘤。

3）非肿瘤性淋巴细胞在中枢神经系统反应性集聚所致。

4）中枢神经系统中具有的多能干细胞会分化为淋巴肿瘤细胞。

5）凋亡基因的过表达引起淋巴瘤的发生。

**2. 继发性中枢神经系统淋巴瘤**

可能与 Burkitt 淋巴瘤的转移、淋巴母细胞性淋巴瘤的转移、弥漫性大 B 细胞淋巴瘤的转移、淋巴结外的淋巴瘤转移有关。

## 三、颅内淋巴瘤的临床表现

**1. 症状**

1）超过 50% 的患者表现为非局灶性、非特异性症状。起病时最常见的症状包括：①1/3 的患者出现精神状态改变。②颅内压增高的症状（头痛、恶心、呕吐）。③9% 的患者出现癫痫全身发作。

2）30%～42% 的病例出现局灶性症状：①偏身运动或偏身感觉症状。②部分发作性癫痫。③多发脑神经麻痹（癌性脑膜炎所致）。

3）局灶性和非局灶性症状同时存在。

**2. 体征**

1）16% 为非局灶性：①视乳头水肿。②脑病。③痴呆。

2）45% 为局灶性体征：①偏身运动或偏身感觉障碍。②失语症。③视野缺损。

3）局灶性和非局灶性体征同时存在。

## 四、颅内淋巴瘤的诊断

**1. CT 或 MRI**

50%～60% 发生于一个或多个脑叶（灰质或白质）。25% 发生于深部中线结构（透明隔、基底节、胼胝体）。25% 发生于幕下。10%～30% 的患者起病时病变为多发。与此相反，转移至中枢神经系统的全身性淋巴瘤易累及软脑膜，而不是脑实质。

1）CT：CT 扫描显示高密度或等密度块影，虽有与胶质瘤极相似的影像学改变，但恶性淋巴瘤的边界多数较清楚，应用增强剂后肿瘤有明显强化，在肿瘤与正常脑组织间有明显的水肿带，有时病变为多发，也可沿室管膜下播散。

2）MRI：由于具有可进行矢冠轴多方位扫描，分辨率高于 CT 的优点，在了解颅内恶性淋巴瘤的形态，与邻近组织关系方面有一定长处。病灶一般在 T1 加权像上呈等信号或稍低信号，信号较均匀。注射 Gd-DTPA 后，病灶均匀强化，部分患者相邻幕上脑室室管膜强化，提示肿瘤已沿室管膜浸润扩展。有报告指出，颅内恶性淋巴瘤瘤周水肿的高信号不仅表示该部位脑间质水分增加，而且含有肿瘤细胞沿血管周围间隙播散的成分。

**2. 立体定向活检术**

这是明确病变性质最简单有效的方法，而且损伤小，对患者的诊断和治疗起决定性作用。

## 五、颅内淋巴瘤的治疗

**1. 手术治疗**

手术部分切除或完全切除肿瘤并不能改善患者的预后。主要的手术指征是活检，为了获得固体组织以便确定肿瘤是淋巴瘤，同时进行分型。立体定向活检非常适合位于深部的肿瘤。

**2. 放疗**

组织活检后，标准治疗方法是全脑放疗。所用剂量通常低于其他的原发性脑肿瘤。总剂量为 40～50Gy，每天给予 1.8～3Gy。

**3. 化疗**

对于非艾滋病病例，化疗联合放疗比单独使用放疗的生存期长，常用的化疗药物为甲氨蝶呤和利妥昔单抗。

## 六、颅内淋巴瘤的预后

确诊后不经任何治疗的患者的中位生存期为 1.8～3.3 个月。采用放疗，中位生存期是 10 个月，47% 的患者中位生存期是 1年。脑室内注射甲氨蝶呤的患者，中位复发时间为 41 个月，少数情况下可见长期生存者。该病复发率为 78%，通常发生于治疗后大约 15 个月（也有更晚复发者）。在复发病例中，93% 局限于中枢神经系统（如果原发部位治疗反应较好，则常复发于其他部位），7% 复发于中枢神经系统外。

## 七、总结

颅内淋巴瘤如果伴发葡萄膜炎，则诊断此病更加可靠。该病通常采用放疗和（或）化疗方式进行治疗。神经外科处理常限于活检和（或）置管，便于脑室内化疗。

（陈亮、王珂撰文）

# 脊索瘤

## 一、什么是脊索瘤

脊索瘤是发生在颅底骨、脊柱骨和骶骨的一种罕见的癌症。它属于恶性骨和软组织肉瘤。脊索瘤具有分化级别低、生长缓慢、局部浸润和局部侵袭性的特点。脊索瘤约占所有骨肿瘤的 3%，约占原发性脊柱肿瘤的 20%，是骶骨和颈椎最常见的恶性肿瘤。脊索瘤通常生长缓慢，病程较长，一开始常常没有症状，也可能在医生确诊之前的数年内引起症状。脊索瘤很少发生转移，晚期可发生转移。约 5% 可转移到肺、骨骼、皮肤以及脑等部位。

## 二、脊索瘤的病因

脊索瘤起源于被称为脊索的组织细胞，这是一个胚胎中的结构，有助于脊柱的发展。在胎儿 8 周龄左右时，脊索消失，当脊索退化时，它最终成为人体髓核，但一些脊索细胞留在脊椎和颅骨中。少数情况下，这些细胞癌变为脊索瘤。

## 三、脊索瘤的风险因素

没有任何已知的环境、饮食或生活方式是脊索瘤的风险因素。绝大多数脊索瘤是随机发生的，并不是遗传性状的直接结果。然而有一些遗传因素与脊索瘤相关。例如，超过 95% 的脊索瘤患者，在一个名为 Brachyury 基因的 DNA 序列中有单碱基位点突变 SNP（"snip"）。这个 SNP 导致患脊索瘤的风险增加，但本身并不导致脊索瘤。

## 四、脊索瘤的临床表现

脊索瘤生长较慢，从最初症状到诊断的中位时间约 2 年，临床表现根据肿瘤部位不同而有所不同。随着脊索瘤的生长，可能压迫脊柱和神经，造成疼痛和神经问题，如刺痛、麻木或虚弱无力。患者可能会经历丧失膀胱控制或肠道控制，造成大小便失禁。如果脊索瘤已经非常大，可以在体表摸到凸出的肿块。

### 五、脊索瘤的诊断

脊索瘤不容易诊断，易与其他疾病相混淆。得到正确的诊断会对治疗产生重大影响。出于这个原因，一旦疑似脊索瘤，由有脊索瘤诊断和治疗经验的医生进行诊断和治疗是非常重要的。成年患者有长期头痛病史并出现一侧展神经麻痹者，应考虑脊索瘤的可能，但确诊需借助 X 射线、CT 和 MRI 等影像学检查。脊索瘤应与脑膜瘤相鉴别。同部位脑膜瘤可引起局部骨质受压变薄或骨质增生，而少有溶骨性变化。DSA 常见脑膜供血动脉增粗，有明显的肿瘤染色。

### 六、脊索瘤的治疗

脊索瘤解剖位置深，手术暴露困难，加之起病隐匿，病程较长，患者来就诊时肿瘤已经广泛侵犯颅底，因此手术难度较大。由于脊索瘤对放射线不敏感，常规放疗通常只起到姑息性治疗的作用，放射外科的长期疗效仍不明确，因此，内窥镜下经鼻和（或）口入路的颅底外科手术仍是本病的最主要治疗方法。

### 七、脊索瘤的预后

颅底脊索瘤的生存率普遍偏低，5 年生存率为 30%～40%。近几年，国内外相关报道指出，颅底脊索瘤的术后生存率有明显提高，5 年生存率维持在60%～70%。

### 八、总结

脊索瘤是发生在颅底骨、脊柱和骶骨的一种罕见的癌症。脊索瘤生长较慢，从最初症状到诊断的中位时间约 2 年。脊索瘤不容易被诊断，且预后较差。

（陈亮、王珂撰文）

**8**

CHAPTER

# 先天性疾病

# 第一节 蛛网膜囊肿

## 一、什么是蛛网膜囊肿

蛛网膜囊肿也称软脑膜囊肿，与感染无关，是由于发育期蛛网膜分裂异常导致（实际上是蛛网膜内囊肿），属先天性疾病。囊内容物与脑脊液相同，与脑室及蛛网膜下隙不相通，可为单腔或多囊性，囊壁为脑膜上皮细胞，上皮膜抗原（EMA）阳性，而癌胚抗原（CEA）阴性。蛛网膜囊肿也可见于椎管内。

## 二、蛛网膜囊肿的病因

蛛网膜囊肿按病因不同可分为原发性和继发性（外伤性及感染后蛛网膜囊肿）二型。

原发性蛛网膜囊肿是先天性的，在出生时就会发生，是由胎儿发育时大脑和脊髓的异常生长引起的。该病源于遗传因素，然而其发病的确切原因尚不清楚。

继发性蛛网膜囊肿可能是由于头部或脊髓受伤，手术并发症，脑膜炎或肿瘤引起的。

## 三、蛛网膜囊肿的临床表现

绝大多数蛛网膜囊肿无症状，对有症状的蛛网膜囊肿而言，多数于儿童早期即出现症状。临床表现与囊肿部位有关。常有病变较大而症状轻微者。主要有以下典型表现。

1）颅中窝囊肿：癫痫、头痛、偏瘫。

2）鞍上囊肿伴脑积水：颅内压增高、巨头畸形、发育迟缓、视力下降、性早熟。

3）弥散性幕上或幕下囊肿伴脑积水：颅内压增高、巨头畸形、发育迟缓。

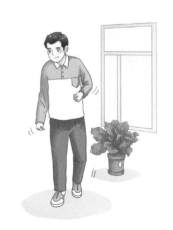

颅中窝囊肿可导致偏瘫

208

## 四、蛛网膜囊肿的诊断

常规应用 CT 和 MRI 检查一般可以确诊，仅在少数情况下针对中线部位鞍上和后颅凹病变，应用脑脊液对比剂或流量测定检查。

1) CT：表现为边界光滑、无钙化的脑实质外囊性肿物，密度类似脑脊液。静脉注射对比剂无强化。

2) MRI：在鉴别蛛网膜囊肿内容物与肿瘤囊液方面优于CT，并可显示囊肿壁。

## 五、蛛网膜囊肿的治疗

对于无临床症状者则不需手术治疗。而针对有症状者，则需手术治疗对囊肿进行减压及囊壁切除。

1) 引流囊液：引流囊液至硬膜下腔。或将囊液引流至腹腔内。

2) 囊壁切开：开颅手术切除囊肿。各种内窥镜技术以及激光辅助技术切除囊肿。

3) 钻孔或针刺抽吸引流囊液。

4) 针对癫痫或疼痛症状的药物治疗。

## 六、蛛网膜囊肿的预后

由于颅骨变形和脑组织的慢性移位，即使治疗得当，囊肿仍无法完全消失，脑积水经治疗后仍持续发展，鞍上囊肿仍可有内分泌异常。

## 七、总结

蛛网膜囊肿是一种先天性畸形，常见于颅中窝、脑桥小脑三角、鞍上区和颅后窝。通常为偶然发现。蛛网膜囊肿在诊断时颅骨改变常见，CT 及 MRI 信号大多与脑脊液相同。对偶然发现的蛛网膜囊肿，建议每6～8个月进行影像学检查以排除病变加重，如果出现症状，可进一步检查。

（杨建凯、王珂撰文）

# 脑积水

## 一、什么是脑脊液

脑脊液由脑室脉络丛组织产生，包围脑和脊髓，能吸收对中枢神经系统的震荡，还能起到类似淋巴系统的免疫作用。脑脊液在蛛网膜下隙中循环。正常脑脊液为无色透明液体，pH 值为 7.31～7.34。

## 二、脑脊液的产生、循环和作用

80%的脑脊液由双侧侧脑室和第四脑室的脉络丛产生（其中双侧侧脑室所产生的脑脊液占 95%），其余主要在间质间隙内产生，也有少部分脑脊液由脑室的室管膜产生。椎管内脑脊液主要在神经根袖套部的硬脊膜处产生。

正常脑脊液循环的大体途径为：由侧脑室脉络丛分泌至侧脑室内的脑脊液，经室间孔流入第三脑室，在此汇集了第三脑室脉络丛产生的脑脊液，经中脑水管流至第四脑室，第四脑室脉络丛也向室腔分泌脑脊液，各室脉络丛产生的脑脊液除少量进入脊髓中央管以外，大部分经第四脑室正中孔和外侧孔流入小脑延髓池。

脑脊液是无色透明的液体，在脑和脊髓之间循环流动。脑脊液的作用主要是保护和支持。比如人在进行跑步跳跃的时候震动其实是非常强烈的，脑脊液能明显地缓冲震荡，对大脑和脊髓起到充分的保护作用。脑脊液含有丰富的营养物质，对于脑和脊髓也会起到营养作用，同时脑脊液循环流动也可以带走一些代谢产物。另外，脑脊液的检查对于神经内科是非常重要的，因为在病理状况下，脑脊液的压力、成分都会发生变化，进行腰椎穿刺化验脑脊液，对于一些感染性疾病和脱髓鞘疾病的诊断有重要价值。

## 三、什么是脑积水

脑室内脑脊液的异常积聚，即脑积水。

## 四、脑积水的病因

脑积水是由于脑脊液吸收障碍引起，偶尔也可见于脑脊液分泌过多，多见于循环通路中的阻塞。

1. 脑脊液吸收障碍

1) 梗阻性（又称非交通性）：脑脊液循环通路上的阻塞或狭窄，导致脑脊液的循环受阻。

2) 交通性（又称非梗阻性）：蛛网膜粒水平的脑脊液吸收受阻。

2. 脑脊液分泌过多

这种情况很罕见，如一些脉络丛乳头状瘤患者。但这些患者的脑脊液吸收也可能存在障碍，因为正常人对脑脊液分泌的增加有一定代偿能力。

## 五、脑积水的临床表现

表现为颅内压增高，包括视乳头水肿、头痛、恶心、呕吐、步态改变、上视和（或）外展障碍。缓慢增大的脑室一开始可能不引起症状。

## 六、脑积水的诊断

通常来说，CT 或 MRI 是诊断脑积水的最好方法。偶尔也采用其他方法来诊断脑积水。目前最常用的仍然是 CT 或 MRI。

1) MRI：可以区分流动的脑脊液和静止的脑脊液，通过测量脑脊液通过导水管的流速，来区分导水管梗阻或交通、萎缩性脑室扩大、脑积水性脑室扩大等。

2) CT：可以显示脑室的大小、皮质萎缩的程度及相关的病变。在正常压力脑积水中，脑室明显扩大，同时出现脑沟加深，但二者不成比例，而以脑室扩大更明显。有些患者，脑室周围低密度是其重要表现。

## 七、脑积水的治疗

1) 甘露醇能够增加体内水分的排出量，间接地减少脑脊液，降低颅内压。

2) 对于有蛛网膜粘连者，可以通过口服激素或根据病情静脉滴注，但不宜长时间使用激素，否则容易导致骨质出问题。

3) 选用乙酰唑胺、氨苯蝶啶、螺内酯等药物减少脑脊液形成，或考虑进行侧脑室脉络膜丛切除术来减少脑脊液的形成。

4) 选用恰当的利尿剂，比如呋塞米、氢氯噻嗪等可以增加脑脊液排出量，但在使用呋塞米时需要严密监测患者的电解质水平。这是因为呋塞米发挥作用较快，很容易将钾、钠等离子排出体外，造成电解质紊乱。

5) 采取脑脊液分流术，通过使用各类分流装置与通路，将脑室内的脑脊液引流到腹腔或者胸腔，适用于梗阻性、交通性脑积水。目前常用的脑脊液分流术有侧脑室腹腔分流术、脑室颈内静脉分流术以及脑室心房分流术等。

## 八、总结

脑积水的预后差别很大，主要视病因及病变程度而定。如能根治梗阻的原发病因，有可能完全治愈，智力发育也不受影响。大约有 1/3 的患儿病情可不再发展。如梗阻原因难以解除，或合并其他先天畸形，则预后较差。

（荆俊杰、王珂撰文）

## 第三节　颅内脂肪瘤

### 一、什么是颅内脂肪瘤

颅内脂肪瘤是中枢神经组织胚胎发育异常所致的脂肪组织肿瘤，很少出现临床症状，是临床上很少见的一种颅内肿瘤。绝大多数病灶位于脑中线附近，其中最常见的部位是胼胝体区，约占 50%，小部分位于第三脑室下部、脑干、小脑、基底节、四叠体区、侧脑室、外侧裂和小脑角区。

### 二、颅内脂肪瘤的病因

1) 遗传因素：颅内脂肪瘤可能与遗传有关，蛛网膜异常分化形成的脂肪瘤，类似于错构瘤。

2) 其他因素：颅内脂肪堆积、神经胶质脂肪变性而形成的脂肪瘤。

### 三、颅内脂肪瘤的诊断

可通过 CT、MRI（首选）诊断，婴儿还可以通过超声诊断。

1) CT：低密度，可以有周围钙化（MRI 难以显示）存在。CT 鉴别诊断：通常需要与表皮样囊肿、畸胎瘤和生殖细胞瘤鉴别。

2）MRI：特征性表现是含有脂肪信号（T1 高信号，T2 高信号）的中线病变。

## 四、颅内脂肪瘤的临床表现

大的颅内脂肪瘤可能造成癫痫、下丘脑功能障碍或脑积水，还可能伴有智力发育迟缓、行为异常及头痛。

## 五、颅内脂肪瘤的治疗及预后

颅内脂肪瘤很少需要直接手术切除，当病变造成脑脊液循环障碍导致脑积水时，可以考虑分流。或者伴有占位效应及癫痫症状时，需考虑手术切除。

## 六、总结

颅内脂肪瘤属于良性肿瘤，在无症状时可长期随访，观察其变化情况。在具有一定症状时，建议积极门诊就诊，根据病变的位置决定治疗方式。

（吴波、王珂撰文）

# 第四节 下丘脑错构瘤

## 一、什么是下丘脑错构瘤

下丘脑错构瘤，又称灰结节错构瘤。由来自下丘脑下部或灰结节的外胚层神经组织组成。可能是 Pallister-Hall 综合征（常染色体显性遗传疾病，GL13 基因异常）的表现之一。

## 二、下丘脑错构瘤的病因

下丘脑错构瘤是临床极为罕见的先天性脑组织发育异常性病变，下丘脑错构瘤起源于乳头体或灰结节，于妊娠第 35～40 天形成下丘脑板时错位所致，胎儿在发育过程中，正常脑组织转移产生错位，残留在下丘脑部，由正常脑组织所形成的异位肿块。下丘脑错构瘤的诱发因素多为孕期不健康的生活习惯、辐射等。下丘脑错构瘤并无遗传性，外伤也不会引起下丘脑错构瘤。

### 三、下丘脑错构瘤的临床表现

#### 1. 特异性癫痫

1）痴笑性癫痫：92％的患者可能出现，是最具特征性的一类。对药物治疗反应不佳，可以导致认知和行为障碍。

2）癫痫性脑病：痴笑性癫痫发作逐渐加重，发展为复杂部分性发作、强直性发作、强直阵挛发作和继发性全面性发作，出现严重的认知和行为障碍，平均年龄为7岁。

#### 2. 性早熟

由错构瘤细胞分泌促性腺激素释放激素引起。下丘脑错构瘤是最常见的导致性早熟的颅内病变，其他疾病包括星形细胞瘤、室管膜瘤、松果体肿瘤、视神经胶质瘤、中枢神经系统放疗后、脑积水、中枢神经系统炎症、中隔－眼发育不良以及慢性甲状腺功能减退。

#### 3. 智力障碍

见于癫痫患者，46％的患者智力水平可达正常低限。

#### 4. 行为异常

攻击性行为、愤怒发作等。

### 四、下丘脑错构瘤的诊断

目前主要依据下丘脑错构瘤特殊的临床表现（以痴笑性癫痫发作、性早熟为突出特点）、病变部位以及 CT/MRI 平扫和增强扫描的特征来诊断。

1）CT：平扫呈等密度占位性病变，位于垂体柄后方、脚间池、脑桥前池及鞍上池；肿瘤大者可压迫第三脑室底部使其变形，注药后无强化。

2）MRI：T1 等信号、无增强，T2 等信号或稍高信号。

### 五、下丘脑错构瘤的治疗

#### 1. 药物治疗

促性腺激素释放激素类似物通常用于治疗性早熟。

**2. 手术治疗**

可选择翼点入路、经胼胝体前穹隆间入路和神经内窥镜。随着影像学的发展及显微外科技术的提高，下丘脑错构瘤全切率明显增加，并取得了良好的效果。错构瘤全切除后性早熟症状停止，激素水平恢复正常。部分患儿癫痫发作完全停止或发作次数明显减少。此外，立体定向电极损毁术常用于治疗下丘脑错构瘤，效果满意。

**3. 立体定向放射外科治疗**

适用于小的无蒂病变、部分切除的病变或患者不适宜手术，在一些小规模研究中表现出类似于手术的治疗效果且神经及内分泌障碍风险较低。

## 六、总结

下丘脑错构瘤少见，为非肿瘤性的先天性畸形，常发生于灰结节。症状表现为性早熟、癫痫、发育迟缓。治疗方法是使用促性腺激素释放激素（GnRH）类似物治疗性早熟。治疗方式包括立体定向电极损毁术、开颅手术切除，也可使用立体定向放射外科治疗。

（屈延、王珂撰文）

**第五节**

# 狭颅症

## 一、什么是狭颅症

狭颅症，即颅缝早闭。主要是由于在婴幼儿时期颅缝过早闭合、过早骨化，导致颅腔的发育受限，形成颅腔比较狭小的情况。

## 二、狭颅症的病因

目前病因不明，有学者认为本病是一种先天性发育畸形。可能与胚胎期中胚叶发育障碍有关，也可能是骨缝膜性组织出现异位骨化中心所致，还可能与胚胎某些基质缺乏有关，少数病例有遗传因素。

### 三、狭颅症的临床表现

狭颅症的主要临床表现为头颅畸形、脑功能障碍、颅内压增高、眼部症状。

### 四、狭颅症的诊断

狭颅症的影像学检查主要有 X 射线、CT、MRI 和超声检查，其中 X 射线检查具有重要诊断价值。

#### 1. X 射线

X 射线检查主要用于颅骨受压情况和颅面畸形的筛查，明确骨骼畸形以及相应的软组织改变。

#### 2. CT

CT 检查可以明确颅骨颅缝的一般情况，平扫可了解颅骨的完整性及部分颅顶缝，如人字缝、冠状缝、额缝；冠状面扫描可以了解矢状缝情况。

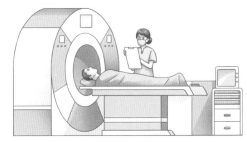

CT 检查

#### 3. MRI

MRI 检查主要了解脑发育情况及颅骨生长情况，对判断颅内继发改变如脑积水的程度及梗阻部位，以及与其他颅脑发育畸形相鉴别具有重要意义。

### 五、狭颅症的治疗

对严重的颅面变形或颅内压增高者主张早期手术。多数患者病情稳定或随时间推移和行简单的保守治疗（3～6个月）后病情改善。约有15%颅面畸形进一步发展。

#### 1. 非手术治疗

尽管病情常可改善，但某些病例仍有不同程度的颅面畸形。部分患者通过变换体位可获得较好的疗效，例如可将患者置于健侧或俯卧位。先天性斜颈导致枕部平坦的婴儿应进行积极的物理治疗，并且斜颈应在 3～6 个月内消失。更严重者可试着使用塑形头盔矫治。

#### 2. 手术治疗

约20%需要手术治疗。理想手术年龄为6～18 个月。患者取俯卧位，头部用头托固定（抬高面部，麻醉师每 30 分钟轻轻按摩防止压伤）。手术方法的选择包括由单纯一侧颅缝颅骨切除到复杂的颅面外科重建。对年龄在 12 周内无严重颅面畸形者，行矢状缝至星点的线形颅骨切除已足够。必须注意避免星点附近硬膜撕裂，因为此处有横窦经过。切除的骨缝可见内嵴。手术年龄越早效果越好，6 个月以上的儿童可能需要更为彻底的手术治疗。术中无并发症者平均失血100～200 毫升，因而常需要输血。

## 六、狭颅症的预后

一旦发现小儿生长迟缓，建议在 2 岁以内进行手术是比较好的，预后也较好。如果患儿超过 3 岁，手术治疗效果会受影响。所以建议早期发现，尽早治疗，以免错过最佳的治疗时机。

## 七、总结

狭颅症是一种先天性发育畸形，其主要临床表现为头颅畸形、脑功能障碍、颅内压增高。如果发现狭颅症，建议在 2 岁以内进行手术是比较好的。

（荆俊杰、王珂撰文）

## 第六节　脑膨出

## 一、什么是脑膨出

脑膨出是一种先天性颅骨缺损，中枢神经系统部分组织经此缺损向颅外疝出。如果疝出物只包括脑脊液和脑膜，则称为脑膜膨出；如果疝出物为脑组织和脑膜，则称为脑膜脑膨出；如果疝出物为脑组织、脑膜和脑室，则称为积水性脑膜脑膨出。

## 二、脑膨出的病因

多数脑膨出病例是散发的，只有少数患者有家族史，其余因素如叶酸缺乏以及孕妇体温升高等对发病的影响还不清楚。该病发病率较低，不易获得合适的流行病学资料。

## 三、脑膨出的临床表现

### 1. 局部症状

一般多为圆形或椭圆形的囊性膨出包块，如位于鼻根部，多为扁平状包块，其大小各异，有的生后即较大，有的逐渐长大。覆盖软组织，厚薄程度相差悬殊，个别者可薄而透明甚至破溃漏出脑脊液而发生反复感染，导致化脓性脑膜炎；厚者软组织丰满，触之软而有弹性感，有的表面似有瘢痕且较硬，其基底部可为细的蒂状或为广阔基底。有的可触及骨缺损的边缘。囊性包块一般较软而有弹性，触压时可有波动感，当患儿哭闹时，包块增大而张力增高。透光试验阳性，在脑膜脑膨出时有可能见到膨出的脑组织阴影。

### 2. 神经系统症状

轻者无明显神经系统症状，重者与发生的部位及受损程度有关，可表现智力低下，抽搐及不同程度的瘫痪，腱反射亢进，不稳定的病理反射。如发生在鼻根部时，可一侧或双侧嗅觉丧失，如膨出突入眶内，可有Ⅱ、Ⅲ、Ⅳ、Ⅵ脑神经及第Ⅴ脑神经的第一支受累。如发生在枕部的脑膜脑膨出，可有皮质性视觉障碍及小脑受损的表现。

### 3. 邻近器官的受压表现

膨出位于鼻根部者，常引起颅面畸形，表现为鼻根扁宽、眼距加大、眶腔变小，有时眼睛呈三角形，双眼球被挤向外侧，可累及泪腺导致泪囊炎。突入鼻腔可影响呼吸或侧卧时才呼吸通畅。膨出突入眶内时，可致眼球突出及移位，眶腔增大。膨出发生在不同部位，可有头形的不同改变，如枕部巨大膨出，由于长期侧卧位导致头的前后径明显加大而成舟状头。有时局部可有毛发异常。

## 四、脑膨出的诊断

### 1. CT

不仅可显示颅骨缺损的形态，也能显示膨出的软组织中是否含有脑脊液或脑组织，如合并脑膜脑膨出，则可见与脑同样密度的表现，可见脑室的大小、移位、变形等。颅顶前半部脑膨出者可行CT检查特别是应用三维重建技术，对于决定是否需要颅面重建以及选择重建方法很有帮助，对颅底脑膨出者，冠状CT扫描显示更好。

### 2. MRI

MRI检查可见到颅骨缺损及由此膨出的脑脊液、脑组织、脑血管及硬脑膜组织信号的肿物。MRI对颅骨缺损的分辨不如CT清晰，但对膨出的内容物分辨率较高。

## 五、脑膨出的治疗

新生儿的脑膜膨出应该修补，手术效果常较为理想。对那些有脑膜脑膨出的患儿，除了要考虑病变的大小、神经组织的多寡及小头畸形的程度外，其他畸形的严重程度也要考虑。如果脑组织膨出至囊内并超过颅内，患儿将来智力发育的可能性为零，可以不考虑手术修补。手术目的是切除膨出的囊、回纳和保护有功能的神经组织。在修补手术中切除发育不良的组织对神经功能无影响。除了手术的一般危险如麻醉反应、出血以及感染等，修补脑膨出的特殊危险在于囊内容物以及它们与重要神经血管结构的关系，这些可以通过MRI和CT扫描在术前做出评估。

## 六、总结

单纯的脑膜脑膨出，经过手术治疗后，一般效果较好，可降低死亡率，降低脑积水的发生率，减少或缓解神经系统的损害症状，而脑膜脑膨出一般合并有神经功能障碍及智能低下和其他部位畸形，预后较差。手术不能解决其他畸形，不能改善智力。

（林坚、王珂撰文）

## 第七节　空泡蝶鞍综合征

### 一、什么是空泡蝶鞍综合征

空泡蝶鞍综合征（ESS）是指蛛网膜下腔疝入垂体窝内，使垂体受压变形及蝶鞍扩大引起的一组综合征。空泡蝶鞍综合征按病因可分为两类：发生在鞍内或鞍旁的手术或放射治疗，垂体瘤自发坏死，垂体梗死者称继发性空泡蝶鞍综合征；无因可查者称原发性空泡蝶鞍综合征。

### 二、空泡蝶鞍综合征的病因

#### 1. 原发性 ESS

原发性 ESS 指非鞍内手术、放射治疗或垂体梗死引起者，而是由于鞍膈孔（即漏斗孔）变大，不能被垂体柄充填，致使鞍上蛛网膜下腔经此孔隙疝入鞍窝。本病的发生原因尚未充分明确，可能与以下因素有关：先天性鞍膈发育缺陷、肿大的垂体缩小后发生空鞍、下丘脑—垂体疾病。

#### 2. 继发性 ESS

继发性 ESS 一般指鞍内肿瘤经手术或放射治疗后引起者，尤其是伴有颅内压增高时，不论是否伴有脑积水，都可引起继发性 ESS。此外，鞍内肿瘤，尤其是垂体巨腺瘤变性坏死，使鞍内形成空隙，并引起鞍旁局部粘连而牵引蛛网膜下腔。鞍内肿瘤囊性变或鞍内囊肿向上扩展，破坏鞍膈，与蛛网膜下腔相通，也可引起继发性 ESS。继发性 ESS 较易并发垂体功能不全，并易于手术后视神经因瘢痕收缩牵拉至垂体窝内而引起视野缺损或视觉障碍，常被误认为肿瘤复发而错误地施行放疗，应做影像学检查，若证实为空泡蝶鞍综合征可避免不恰当的治疗。

### 三、空泡蝶鞍综合征的临床表现

空泡蝶鞍综合征以女性病人多见，占 80%～90%。肥胖者居多。发病年龄平均为 40 岁，儿童罕见，在有内分泌症状者中，经产妇占 43%。常见临床表现包括偏头痛、视力下降、视野缺损、非创伤性脑脊液漏、垂体功能低下、高催乳素血症和尿崩。合并垂体腺瘤时，可有肢端肥大症、库欣综合征等表现。

## 四、空泡蝶鞍综合征的诊断

### 1. 内分泌功能试验

原发性 ESS 患者垂体激素的血浓度大多正常，即使做垂体兴奋试验，多数患者也基本正常。继发于垂体瘤引起的 ESS，不仅部分患者常测得血催乳素增高，而且可测得功能性腺瘤相关激素的血浓度增高。此外，孕妇的垂体显著增大，其催乳素细胞明显增生，催乳素分泌量也显著增多，可能使催乳素直接透过血脑屏障。

### 2. 影像学检查

诊断的主要方法包括蝶鞍 X 射线平片、CT 和 MRI，X 射线平片只能发现蝶鞍扩大等间接征象，不易与垂体瘤鉴别，气脑造影可发现气体进入鞍内以鉴别，X 射线平片结合气脑造影曾是空泡蝶鞍综合征的主要诊断方法，可见蝶鞍扩大呈球形或方形。目前 CT 及 MRI 为诊断空泡蝶鞍综合征的可靠方法，尤其是 MRI 诊断准确率最高，其可清晰显示垂体受压变薄、向后下方移位，主要表现为：① 蝶鞍扩大或正常、鞍内充填大量脑脊液，呈明显长 T1 长 T2 信号。②垂体受压变扁、厚度≤3 毫米，紧贴鞍底、矢状位呈短弧线状，冠状位呈向下浅弧形成"锚状"，冠状位上垂体柄居中，矢状位上可见其后移。CT 冠状薄层扫描可以观察到垂体组织并避免骨伪影干扰。

## 五、空泡蝶鞍综合征的治疗

空泡蝶鞍综合征的治疗视病因及症状而定。轻症患者无须治疗。内科治疗包括对症处理及激素替代治疗。以下情况有手术指征：严重的视力障碍及视野改变；疑有鞍区肿瘤并引起垂体功能低下；难以忍受及不能解释的头痛；大量蛛网膜充填伴鞍底骨吸收；脑脊液鼻漏；严重颅高压伴脑回压迹象及颅缝分离。手术方法视病因及病情而定，视神经明显下陷，使视神经拉长，可用干冻硬脑膜，脂肪、肌肉或丙烯酸类海绵填塞，做人造鞍膈，以抬高视神经；视力严重减退可行粘连松解术；严重脑脊液鼻漏可做鞍底再建术；重症良性颅高压可行脑脊液引流术；非肿瘤的囊肿可行引流术及囊肿包膜部分切除。

## 六、总结

一般空泡蝶鞍综合征原发性者多呈良性经过，症状轻，进展缓慢，病情较稳定，而继发性者则症状较重，因同时有原发病变，故经过较复杂。多数患者为体检时发现，如合并临床症状时，还需专科进一步就诊，以明确原因。

（倪石磊、王珂撰文）

# 9
CHAPTER

# 功能性疾病

# 帕金森病

## 一、什么是帕金森病

帕金森病是常见的中老年神经系统退行性疾病。神经系统退行性疾病是指由神经元变性和髓鞘脱失而出现的功能障碍，如肌肉僵直、震颤、无法保持平衡和记忆力衰退等。

## 二、帕金森病的病因

目前认为 10% 的患者有家族史，绝大多数患者为散发性；环境中的工业或农业毒素，如某些杀虫剂、除草剂等可能是帕金森病的病因之一；有资料显示，30 岁之后，随着年龄增长，黑质多巴胺能神经元就开始呈现退行性变，但是并非所有都导致帕金森病，衰老是帕金森病发生的最重要因素。

## 三、帕金森病的症状

### 1. 运动症状

1）静止性震颤：此类症状常为首发症状，大多开始于一侧上肢远端部位，静止体位时出现或症状明显。发病时拇指与屈曲的食指间呈"搓丸样"动作。

2）肌强直：患者肢体可出现类似弯曲软铅管的状态，称为铅管样强直；在有静止性震颤的患者中，可出现断续停顿样的震颤，如同转动齿轮，称为齿轮样强直。严重时患者可出现特殊的屈曲体位或姿势，甚至生活不能自理。

3）运动迟缓：早期可以观察到患者手指精细动作缓慢，如做解纽扣、扣纽扣、系鞋带等动作时尤为明显。

4）姿势平衡障碍：在疾病中晚期出现，表现为患者起立困难和容易向后跌倒。有时患者迈步后，以极小的步伐越走越快，不能及时止步，称为前冲步态或慌张步态。

### 2. 非运动症状

1）感觉障碍：早期可能出现嗅觉减退，中晚期伴有肢体麻木、疼痛。

2）睡眠障碍：夜间多梦，伴大声喊叫和肢体舞动。

3) 植物神经功能障碍：可能伴有便秘、多汗、排尿障碍、体位性低血压等。

4) 精神障碍：约有 50% 的患者伴有抑郁，也常常伴有焦虑情绪。在疾病晚期，15%～30% 的患者出现认知障碍甚至痴呆。最多见的精神障碍是出现幻觉（幻视）。

## 四、帕金森病的治疗

### 1. 药物治疗

帕金森病一旦发生即持续进行性加重，应尽早开始治疗。一般开始用药时多以单药治疗，或者小剂量联合使用多种作用于不同靶点的药物，尽量控制症状，且维持药物有效时长。

1) 抗胆碱能药：主要适用于震颤明显且年纪较轻（60 岁以下）的患者，主要药物有苯海索。

2) 金刚烷胺：主要用于改善少动、强直、震颤等症状，对伴异动症患者可能有帮助。

3) 复方左旋多巴：至今仍是治疗本病最基本、最有效的药物。常用药品主要包括多巴丝肼及卡左双多巴。左旋多巴甲酯及左旋多巴乙酯对震颤强直、运动迟缓等均有较好疗效并适用于晚期伴严重运动并发症患者。水溶剂适用于晨僵、餐后"关闭"状态、吞咽困难患者。

4) 多巴胺受体（DR）激动剂：适用于早发型患者病程初期。目前大多推荐非麦角类 DR 激动剂为首选药物，麦角类已不主张使用。非麦角类包括普拉克索、罗匹尼罗、吡贝地尔、罗替戈汀和阿扑吗啡。

### 2. 手术治疗

手术主要有神经核毁损术和脑深部电刺激术（DBS）。手术适应证有：早期药物治疗显效，而长期使用药物，疗效则明显减退，出现剂末恶化或开关现象时，可以考虑手术治疗；出现严重的症状波动或异动症的患者也可考虑手术治疗。

### 五、帕金森病的预防

有一些危险因素可以通过改变自己的行为或生活方式，避免得病或疾病复发：工作环境如果可能接触有毒物品，建议做好防护；戒烟；适量运动；健康饮食；控制糖尿病、高血压、血脂异常等。

另外一些因素虽然很难改变，但注意防控，也有助于避免复发或远离疾病：先天大脑皮质发育不全者，日常密切监测，如出现运动或言语困难等情况，及时就医治疗；积极参与帕金森病早期筛查。

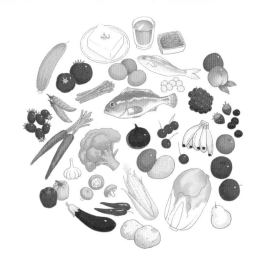

保持健康饮食

### 六、总结

随着我国进入老龄化社会，帕金森病患者不断增多，目前对于其治疗的方式比较丰富和有效，积极治疗对于提高患者的生活质量具有重要意义。

（郭冕、张海宾撰文）

第二节　　癫痫

### 一、什么是癫痫

癫痫是多种病因引起的慢性脑部疾病。以脑神经元过度放电导致反复性、发作性和短暂性的中枢神经系统功能失常为特征。

## 二、癫痫的病因

癫痫的病因可能是多方面的。

1) 基因：有些癫痫是由遗传因素引起的。

2) 神经系统疾病：如脑瘤、脑血管病、脑损伤等。

3) 脑感染：如流感、脑膜炎等。

4) 化学因素：如酗酒、吸毒等。

5) 生理因素：如睡眠不足、疲劳、紧张等。

6) 药物：某些药物可导致癫痫。

此外，有些癫痫的病因无法确定，需要通过诊断进一步确定。

## 三、癫痫的症状表现

1) 癫痫发作：突然出现的抽搐或震颤，可能伴有意识丧失和语言障碍。

2) 询问困难：在癫痫发作期间，患者可能难以回答问题或说话。

3) 意识障碍：癫痫发作可能导致意识模糊或丧失。

4) 记忆障碍：癫痫发作可能导致患者对发作的记忆缺失。

5) 身体偏瘫：一些癫痫发作可能导致身体偏瘫，如脸部、手臂或腿部抽搐。

这些症状因患者而异，并且癫痫的类型和严重程度也不同。

## 四、癫痫分型

1) 部分性癫痫：癫痫发作仅影响患者的一部分身体，如手、脸或腿。

2) 全身性癫痫：癫痫发作影响患者整个身体。

3) 简单癫痫：癫痫发作仅有短暂的抽搐。

4) 复杂癫痫：癫痫发作伴有意识丧失和长时间的抽搐。

5) 继发性癫痫：由其他疾病如脑损伤、肿瘤、感染等导致的癫痫。

6) 原发性癫痫：没有明确的诱因导致的癫痫。

## 五、癫痫的治疗

1) 药物治疗：常用药物如抗癫痫药、抗抽搐药等。

2) 外科治疗：在严重的癫痫案例中，可能需要进行手术。

3) 脑电刺激治疗：通过刺激脑部特定区域来缓解癫痫。

4) 营养治疗：通过调整饮食和生活习惯来缓解癫痫。

5) 心理治疗: 通过心理干预和心理咨询来缓解癫痫。

不同的癫痫患者可能需要不同的治疗方法。此外, 癫痫治疗需要长期的管理和监测, 以确保治疗效果。

## 六、总结

保持健康的生活方式: 保证充足的睡眠、适当的锻炼、健康的饮食等; 避免使用触发癫痫的物质: 如酒精、咖啡因等; 减少应激: 通过冥想、放松技巧等来减少应激; 及时诊断和治疗其他疾病: 如高血压、糖尿病等; 避免频繁的旅行, 特别是长途飞行; 使用癫痫药物: 如果已经诊断为癫痫, 遵医嘱使用抗癫痫药物。请注意, 每个人的情况不同, 因此预防癫痫的方法需要个性化调整。

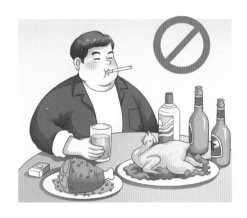

不良的饮食习惯会增加患癫痫的风险

（陈心、张海宾撰文）

第三节 # 疼痛的外科治疗

## 一、疼痛的外科治疗方法

疼痛是一种常见的健康问题, 外科治疗可以根据疼痛的具体原因而定, 下面是一些常见的外科治疗方法。

1) 椎间盘置换术：通过替换损伤或退化的椎间盘来缓解腰痛。

2) 腰椎融合术：通过固定两个椎骨来稳定腰椎，从而缓解疼痛。

3) 神经切断术：通过切断疼痛信号传递的神经来缓解疼痛。

4) 肩关节置换术：通过替换损伤或退化的肩关节来缓解肩痛。

5) 髌骨联合置换术：通过替换损伤或退化的髌骨来缓解膝痛。

这些外科治疗方法的适用性和效果因个体情况而异，需要经过专科医生诊断和评估。

## 二、头颈疼痛的外科治疗

头颈疼痛是一种常见的疼痛，可能是由多种原因引起的，如颈椎疾病、三叉神经痛等。头颈疼痛的外科治疗方法因患者的具体情况而异，下面是常见的外科治疗方法。

1) 颈椎手术：该手术可以纠正颈椎疾病，如椎间盘突出、椎间盘滑移等，以缓解头颈疼痛。

2) 三叉神经切断术：该手术可以缓解三叉神经痛。

3) 电生理手术：这种手术可以通过电刺激来控制神经疼痛信号。

4) 空气注射：该手术可以通过在头颈部注入空气来减少疼痛信号的传导。

这些外科治疗方法的适用性和效果因患者的具体情况而异，最好请医生诊断并给出治疗方案。

## 三、三叉神经痛的外科治疗

三叉神经痛是一种头颈疼痛，是由于三叉神经受到刺激或压迫导致的。三叉神经是一条运行在头颈部的重要神经，负责控制下巴、舌头等肌肉的功能。当三叉神经受到压迫或刺激，例如由于颈椎椎间盘突出等原因导致三叉神经痛。症状包括头颈疼痛、耳鸣、牙龈疼痛、咽喉疼痛等。如果患有三叉神经痛，最好请医生诊断并给出治疗方案。三叉神经痛分为原发性三叉神经痛和继发性三叉神经痛，原发性三叉神经痛的治疗是损伤三叉神经的感觉表现；继发性三叉神经痛的治疗主要是去除病因。三叉神经痛通常需要外科治疗来缓解症状。下面是三叉神经痛的常见外科治疗方法。

1）手术：最常用的手术是三叉神经切断术，该手术可以切断造成疼痛的三叉神经根部。

2）电生理手术：这种手术可以通过电刺激控制三叉神经的疼痛信号。

3）空气注射：这种手术可以通过在三叉神经根部注入空气来分离三叉神经和其他结构，以减少疼痛信号的传导。

4）药物注射：可以通过直接注射镇痛药或炎症抑制剂来缓解三叉神经痛。

这些方法的适用性和效果因患者的具体情况而异，最好请医生诊断并给出治疗方案。

（陈心、张海宾撰文）

## 第四节　立体定向脑活检

### 一、什么是立体定向脑活检

这是一种用于诊断脑内疾病的外科治疗方法。它通过使用立体定向技术和计算机辅助图像技术来精确定位和抽取脑内疾病样本。

立体定向脑活检通常在其他诊断方法，如 MRI、CT 扫描等不能确定脑内疾病诊断时使用。它可以帮助医生确定疾病的类型，以便采取正确的治疗措施。

### 二、立体定向脑活检前的准备

#### 1. 医生评估

在进行立体定向脑活检前，患者需要经过专业的医生评估，以确定是否适合进行此类手术。

#### 2. 医疗咨询

患者需要与医生进行详细的医疗咨询，以了解手术的目的、过程和风险。

### 3. 停用药物

患者可能需要在手术前停止使用一些药物，如抗凝药物和抗血小板药物，以降低手术风险。

### 4. 测试和检查

患者可能需要进行一些测试和检查，如血液检查、心电图和呼吸测试等，以评估身体健康状况。

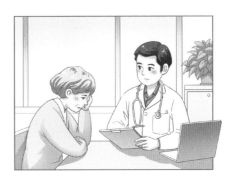

术前医疗咨询

### 5. 禁食

患者通常需要在手术前一段时间内禁食。

### 6. 告知药物使用情况

患者需要告知医生所有使用的药物，包括药物名称、剂量和使用频率。

### 7. 接受指导

患者需要严格遵循医生的指导，以确保手术顺利进行。

总体来说，为了确保立体定向脑活检的成功和安全，患者需要在手术前进行充分的准备。

## 三、立体定向脑活检的具体操作

立体定向脑活检是一种对脑结构进行诊断和治疗的外科手术。具体操作步骤如下。

### 1. 麻醉

患者需要接受麻醉，以减轻手术过程中的疼痛和不适。

### 2. 切口

外科医生会在患者的头部切开一个小口，以便设备进入脑部。

### 3. 活检

外科医生会使用微小的器械，在脑组织中进行活检，以确定脑结构是否有异常。

### 4. 治疗

如果发现了异常，外科医生可以在手术中进行治疗。

### 5. 关闭切口

手术完成后，外科医生会关闭切口，并缝合伤口。

这是一种复杂的手术，需要由专业的外科医生进行操作。手术后患者需要在医院进行观察和恢复，以确保安全和有效的治疗。

## 四、立体定向脑活检的风险

立体定向脑活检是一种外科手术，其中包括脑部刺激、脑部记录和组织活检。尽管该手术通常是安全的，但仍有一定风险。

### 1. 感染

手术过程中可能发生感染，但这是非常罕见的。

### 2. 脑损伤

尽管很少发生，但仍有可能造成脑损伤。

### 3. 脑出血

手术穿刺中可能会造成出血。

### 4. 神经系统并发症

如头痛、眩晕、恶心和呕吐等。

### 5. 手术后疼痛

一些患者可能会感到手术部位的疼痛。

### 6. 头部外伤

一些患者在手术后可能会受到头部外伤。

## 五、总结

总体而言，立体定向脑活检虽然是一种安全的手术，但仍有一定风险，应该在手术前向医生询问，并做好充分的准备。

（郭冕、张海宾撰文）

# 斜颈

## 一、什么是斜颈

斜颈是一种颈椎的畸形，也称为斜颈畸形。它是指颈椎的轴线与人体的垂直平面倾斜，导致头和肩不在同一平面上，造成颈部不正常的姿势和肌肉酸痛。斜颈是一种常见的颈椎病，可以由颈椎疼痛、肌肉紧张和疲劳等因素引起。如果不及时诊断和治疗，可能会造成严重后果。

## 二、斜颈的病因

1) 生物因素：颈椎骨构造异常、骨关节炎、骨折等都可能导致斜颈。

2) 劳损因素：颈部过度使用或过度疲劳，特别是长期保持不良的姿势，如长时间伏案工作、驾驶、打电话等。

3) 疾病因素：神经系统疾病，如颈椎病、脊柱侧弯等，可导致斜颈。

4) 运动因素：突然的颈部动作，如头部猛然抬高或旋转，可能导致斜颈。

5) 其他因素：压力、睡眠不足、生活方式不良等也可能导致斜颈。

值得注意的是，多种因素可能同时导致斜颈，因此，诊断和治疗斜颈时，需要考虑个体的生活方式、疾病等多重因素。

## 三、斜颈的症状表现

1) 颈部疼痛：颈部疼痛是斜颈的常见症状，可能会有压痛感、持续性疼痛、深夜加重等。

2) 颈部肌肉紧张：斜颈可导致颈部肌肉紧张，使头部不能自然地保持平衡。

3) 头部不平衡：头部姿势不正常，与肩不在同一平面上，可能导致头部不平衡。

4) 声音嘶哑：斜颈可能影响声带功能，导致声音嘶哑。

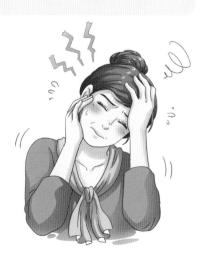

斜颈可导致头晕

5) 头晕：斜颈可能引起头晕、恶心、眩晕等症状。

6) 视物模糊：斜颈可能影响眼睛的正常功能，导致视物模糊。

## 四、斜颈的治疗

1) 物理治疗：包括按摩、拉伸等，帮助放松颈部肌肉和关节，以改善颈椎姿势。

2) 药物治疗：包括抗炎药、镇痛药等，帮助缓解疼痛。

3) 颈椎手术：对于严重的斜颈，颈椎手术可能是必要的，以矫正颈椎异常，恢复正常功能。

4)生活方式改变：包括改变工作姿势、休息姿势，减少长时间坐在电脑前等，帮助预防斜颈。

每个人的治疗方案都不同，治疗方案应由医生根据患者具体情况而定，最好在医生指导下治疗斜颈。

## 五、斜颈的预防

1) 改变不良的姿势：经常伏案的人应该注意保持正确的姿势，避免颈部过于弯曲。避免长时间坐在电脑前，防止颈部肌肉劳损。

2) 保持良好的睡眠姿势：应该选择适当的枕头，避免颈部过于弯曲。

3) 加强颈部肌肉：定期锻炼颈部肌肉，帮助改善颈部血液循环和肌力。

4) 减少颈部压力：避免颈部长时间过度屈曲，帮助减少颈部压力。

请注意，预防斜颈的最佳方法是通过结合生活方式、锻炼和适当的治疗来实现。

（刘江、张海宾撰文）

# 强直性痉挛

## 一、什么是强直性痉挛

强直性痉挛是一种神经系统疾病，表现为突然出现的肌肉紧张，使其保持不正常的弯曲或伸展位置。强直性痉挛通常发生在肢体或颈部，导致关节弯曲和僵直，运动自由度减小。强直性痉挛的原因尚不完全清楚，但与中枢神经系统异常、外伤、炎症、疾病等因素有关。强直性痉挛的治疗通常包括药物治疗、物理治疗、手术等。

## 二、引起强直性痉挛的原因

1) 神经系统异常和疾病：强直性痉挛常常与中枢神经系统的异常和疾病有关，如多发性硬化症、脊髓小细胞癌等。

2) 神经系统外伤和炎症：如脊髓损伤、脊髓炎、颅脑损伤等可能引发强直性痉挛。

3) 药物引起：某些药物如抗抑郁药、镇静剂等可能引发强直性痉挛。

4) 其他原因：如精神分裂症等也可能导致强直性痉挛。

## 三、强直性痉挛发作时的处理

1) 保持冷静：强直性痉挛可能很突然地发生，保持冷静和舒适的状态可以帮助缓解症状。

2) 改变姿势：将身体保持在舒适的姿势或位置，以减少肌肉紧张。

3) 热敷：热敷可以缓解肌肉紧张和疼痛。

4) 药物治疗：有些缓解疼痛的药物可以缓解强直性痉挛的症状。

5) 长期治疗：与医生讨论长期治疗方案，以预防未来的强直性痉挛发作。

## 四、强直性痉挛的治疗

1) 药物治疗：某些药物如抗癫痫药物、抗抑郁药等，可以缓解强直性痉挛的症状。

2）物理治疗：如肌肉锻炼、舒展操等物理治疗可以改善肌肉的活动能力。

3）心理治疗：如沙盘治疗、认知行为疗法等，可以帮助患者改变不良心理状态。

4）神经生物学治疗：如脊髓电刺激疗法、脑起搏器疗法等可以通过刺激神经系统来缓解强直性痉挛症状。

5）手术治疗：在某些特殊情况下，手术治疗可能是必要的，如脊髓肿瘤等。

## 五、强直性痉挛的预防

1）保持适当的姿势：保持适当的姿势有助于预防强直性痉挛。

2）进行适当的体育锻炼：适当的体育锻炼有助于提高身体素质，预防强直性痉挛的发生。

3）正面应对压力：正面应对压力有助于减少紧张和焦虑，预防强直性痉挛的发生。

4）合理安排睡眠：保证充足的睡眠可以帮助身体恢复，减少强直性痉挛的发生。

## 六、总结

强直性痉挛的病因比较复杂，常常给患者带来一些心理上的影响，患者需保持良好的心态，积极门诊就诊，寻求一种比较合适的治疗方式进行干预。

（陈心、张海宾撰文）

## 第七节 神经血管压迫综合征

### 一、什么是神经血管压迫综合征

神经血管压迫综合征是一种由脊柱结构压迫神经和/或血管所导致的疾病。这种压迫可以造成神经功能损害，从而引起身体上的不适。常见的神经血管压迫综合征包括颈椎神经根压迫综合征和腰椎神经根压迫综合征。这种疾病的症状包括疼痛、麻木、肌肉萎缩等。

## 二、神经血管压迫综合征的病因

1）骨刺：脊柱骨刺可以压迫脊柱内的神经根和血管，导致神经血管压迫综合征。

2）软组织增生：肌腱、肌肉或其他软组织增生可以压迫脊柱内的神经根和血管。

3）脊柱结构异常：如脊柱裂、脊柱狭窄、椎间盘突出等结构异常都可以导致神经血管压迫综合征。

## 三、神经血管压迫综合征的临床症状

1）疼痛：可能在压迫的部位出现疼痛，例如颈部、背部或四肢。

2）感觉障碍：可能出现刺痛、刺激性或麻木感。

3）肌肉萎缩：可能出现肌肉萎缩或肌力减退。

4）共济失调：可能出现手足不灵活或不协调。

5）感觉丧失：可能出现肌肉、皮肤或其他感觉丧失。

这些症状的严重程度可能因个体差异而异，如果患有神经血管压迫综合征，请立即咨询医生以获得适当的诊断和治疗。

## 四、神经血管压迫综合征的治疗

1）内科治疗：对于动脉粥样硬化、高血压、糖尿病等基础疾病的治疗是预防神经血管压迫的关键。

2）外科治疗：当症状严重时，可以进行外科治疗，包括脑膜下剥离术、颅内血管瘤切除术、硬膜外治疗等。

3）物理治疗：包括激光疗法、微波疗法、高频电刺激疗法等。

4）药物治疗：包括抗血栓药、抗炎药、抗氧化药、神经营养药等。

对于神经血管压迫综合征的治疗方案，应由专业医生根据个体情况评估和确定，不能自行决策。

## 五、神经血管压迫综合征的预防

1）加强锻炼：适当锻炼能帮助增强脊柱的支撑性，减少神经血管压迫的发生。

2）改变工作方式：如果工作需要长时间站立或伏案，应改变姿势或定期活动。

3）减重：体重过重是导致脊柱压迫的常见原因，因此保持健康体重是预防神经血管压迫综合征的重要措施。

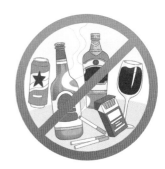

戒烟限酒

4）改变睡姿：选择合适的床垫和枕头，避免长期保持不正确的睡姿。

5）戒烟限酒：吸烟和酗酒会导致血管受损，因此戒烟限酒是预防神经血管压迫综合征的重要措施。

## 六、总结

神经血管压迫综合征多数需要保守治疗，通过健康的生活习惯，良好的心理应对症状上的不适，如果症状较明显时，可以进行门诊就诊，适当的对症治疗有助于缓解症状。

（朱玉辐、张海宾撰文）

# 10

脊髓脊柱疾病

## 第一节 总论

脊柱就是人们常说的脊梁骨。它实际上是由一长排 24 块称为椎骨的骨头和尾骨（骶骨）组成。椎骨从颅骨下方开始，一直沿着脊柱向下直达骨盆。椎骨承受身体的大部分体重。每块椎骨都有一个孔。这些孔对齐后形成一个通道，称为椎管，贯穿整个脊柱。脊髓位于椎管内，椎骨和椎管保护脊髓免受伤害。脊髓是从脑部向下延伸到脊柱内部（脊椎管）的粗大神经束。脊髓就像一条电缆，它在身体之间来回传递信号。脊神经是中等大小的神经，它将脊髓连接到较小的神经，这些神经到达身体的不同部位。人体有 31 对脊神经。

脊柱可因车祸、坠落、袭击以及运动损伤而受损。损伤可以导致脊柱骨折或滑出。将脊椎固定在一起的韧带可能撕裂，椎间盘可破裂。脊柱脊髓疾病除了来自损伤，有时也会因感染、肿瘤、先天性疾病等引起压迫，从而引发相应的症状。当脊髓受损时，穿过损伤区域的神经不能正常工作。一般来说，脊髓疾病引起的症状包括：无力或瘫痪、无法感到疼痛或被触摸等、膀胱和肠道失控以及勃起功能障碍。

因此，我们需要对脊髓脊柱的相关疾病有所了解，以帮助我们早发现、早就医。

（郝强撰文）

## 第二节 椎间盘突出症

### 一、什么是椎间盘突出症

椎间盘突出症是临床上较为常见的脊柱退行性疾病之一，可发生于颈椎、腰椎、胸椎的各个脊柱节段中。主要是指椎间盘髓核、纤维环及软骨板等各个部分，尤其是髓核发生不同程度的退行性病变后，在外力因素作用下，纤维环发生破裂，髓核组织突出于后方椎管内的现象。

## 二、椎间盘突出症的病因

椎间盘退变是椎间盘突出症最重要的病因。椎间盘在脊柱的运动和负荷中承受巨大的压力。随着年龄的增长，椎间盘逐渐发生退化改变。在退化的基础上，劳损积累和外力作用下椎间盘发生破裂，椎间盘内的髓核向后突出，压迫神经引发症状。

## 三、椎间盘突出症的临床表现

椎间盘突出症是在一定的病理基础上，由突出的椎间盘组织刺激和（或）压迫神经根、马尾神经所导致的临床综合征，基于患者年龄和病程、突出椎间盘的位置和大小、对神经的压迫及神经的炎症程度不同，表现为腰痛、下肢放射痛、下肢麻木、下肢无力、大小便功能障碍等。

## 四、谁更容易患病

从年龄角度来讲，患者多为中老年人，随着年龄的增长，椎间盘逐渐发生退化改变。长期伏案工作、处于颠簸状态工作、过度劳累、重体力劳动、急性外伤以及不良的体态和习惯等是主要诱发因素，出现这一症状的人群也日益呈现年轻化特点。

## 五、椎间盘突出症的诊断

CT 及三维重建方法可提高椎间盘突出症的检出率，CT 较 X 射线可以更好地观察骨性结构，但对神经、椎间盘等软组织的分辨率较差，这就需要同时借助 MRI 检查，它可以评估椎间盘退变情况，更好地观察突出椎间盘与神经根的关系。

## 六、椎间盘突出症的治疗

椎间盘突出症有良性的自然病程，大部分患者经保守治疗症状均能得到改善。因此，非手术治疗作为不伴有显著神经损害的椎间盘突出症患者的首选治疗方法。非手术治疗的成功率为 80%～90%，但临床症状复发率达 25% 左右。保守治疗的方法包括卧床休息、药物干预、运动疗法、理疗等。此外，需要手术治疗的患者，也是经过保守治疗无效，或者是症状严重影响正常工作、生活，出现肌肉萎缩的患者。手术方式根据不同病变特点可采取开放性手术、微创手术、腰椎融合手术等。

## 七、总结

绝大部分椎间盘突出症患者预后良好，大部分患者通过非手术治疗可以达到比较满意的效果；对于大部分采取手术治疗的患者，症状也可以得到明显改善。后期的康复也是提高预后的重要治疗环节。

（鲍民、郝强撰文）

第三节 椎管狭窄

## 一、什么是椎管狭窄

椎管由椎骨、椎间盘和周围韧带环形围绕形成，内部有脊髓、脊神经以及血管走行。由于一些原因引起椎管、神经根管以及椎间孔的狭窄，均可导致脊髓或脊神经根受到压迫，出现相应的临床表现，称之为椎管狭窄。

## 二、椎管狭窄的病因

椎管狭窄的病因较多，包括先天发育异常、退行性病变、外伤、医源性损伤以及其他病变。先天性发育异常导致椎管管径变小，脊髓、脊神经根受到压迫、刺激，引发一系列神经症状。一般在青少年时期无症状，成年后在其他因素影响下或有退行性病变时，将会诱发椎管狭窄症状；退行性病变的情况比较多，存在个体差异，中年后因椎间盘退行性改变、骨质增生等一系列变化，将引起椎管狭窄，进而引起相应节段脊髓或神经受压；此外，外伤、医源性损伤均可能引起椎管结构的改变、软组织增生粘连等，引起椎管狭窄；肿瘤、脊髓畸形等也可能导致椎管狭窄。

## 三、椎管狭窄的临床表现

主要症状是腰腿痛，常发生一侧或两侧根性放射性神经痛，严重者可以引起双下肢无力，括约肌松弛、大小便障碍或轻度瘫痪。椎管狭窄的另一主要症状是间歇性跛行。多数患者当站立或行走时，腰腿痛症状加重，行走较短距离即感觉到下肢疼痛、麻木无力、越走越重。当略蹲或稍坐后腰腿痛症状及跛行缓解。

## 四、谁更容易患病

椎管狭窄多发于中年男性，随着年龄增长发病率逐渐增加。

## 五、椎管狭窄的诊断

椎管狭窄的诊断主要依靠辅助检查，包括正位 X 片常显示腰椎轻度侧弯，关节间距离变小，结合 MRI 检查显示鞘膜囊和骨性椎二者比例改变，鞘膜囊和神经根受压，硬膜外脂肪消失或减少，关节突肥大使侧隐窝和椎管变窄。根据详细病史、临床症状和体征，以及 X 射线以及 MRI，不难诊断。

## 六、椎管狭窄的治疗

对不典型的病例首先应采用非手术治疗，如卧床休息、牵引、按摩、理疗及药物治疗等。同时应避免着凉与过劳，以促进神经刺激症状的恢复。经非手术治疗无效的典型病例，应考虑手术治疗。手术以全椎板切除彻底减压为主。

## 七、总结

大部分椎管狭窄患者预后较好，前期保守治疗可明显缓解患者症状。但由于椎管狭窄常会伴随有明显的神经压迫，保守治疗不能根治，因此患者常会出现病情反复。患者在经过减压术后，症状可以得到缓解，预后取决于患病时间长短、神经受压程度、手术类型等。

（邓兴力、郝强撰文）

第四节 **后纵韧带骨化**

### 一、什么是后纵韧带骨化

后纵韧带骨化通常是指锥体后侧的后纵韧带发生骨化，进而压迫椎管内的脊髓以及邻近的神经根等结构，导致肢体出现麻木、放射性疼痛以及运动障碍等相关症状。

### 二、后纵韧带骨化的病因

后纵韧带骨化的确切病因尚不明确，葡萄糖代谢与韧带骨化倾向之间可能有比较密切的关系。由于患者常伴有甲状旁腺功能减低或家族性低磷酸盐性佝偻病，提示钙磷代谢异常可导致韧带骨化。创伤因素与该病发病有着密切关系，由于后纵韧带和椎体后缘静脉丛之间关系紧密，当外伤或椎间盘后突时，静脉易遭创伤作用发生出血，并进入后纵韧带引起钙化、骨化。

### 三、后纵韧带骨化的临床表现

临床表现与椎管狭窄、颈椎病临床表现十分相似，既可有脊髓压迫症状，也可有神经根受压症状。患者感觉颈部疼痛或不适，逐渐出现四肢感觉、运动功能障碍及膀胱、直肠功能障碍，并进行性加重。绝大多数患者起病时无明显诱因，缓慢发病，部分患者因程度不同的外伤、行走时跌倒或乘车时头颈突然后仰等突发起病，或使原有症状加剧甚至造成四肢瘫痪。

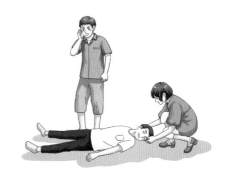

部分患者可能会突发起病

### 四、谁更容易患病

50～60岁人群容易患病，由于本病可能与椎间盘变性有关，故多发生于中老年人。颈椎损伤患者后韧带附着部位损伤时，可引起反应性骨化。本病可能与血糖升高、糖代谢异常有关，故糖尿病患者好发。

## 五、后纵韧带骨化的诊断

可采用普通 X 射线摄片和断层片来测量椎管的狭窄率。椎管狭窄率是侧位片中骨化块最大前后径与同一平面椎管矢状径之比。临床症状和体征在很大程度上取决于脊髓受压的程度及椎管的有效空间。而椎管狭窄率又较为客观地反映了椎管的矢状径和骨化灶厚度的关系，间接地显示了脊髓受压情况。

## 六、总结

对于一些症状较轻的患者，可以采取非手术治疗的方法，包括口服相关药物，局部中医治疗，能够有效地减轻骨化的后纵韧带对邻近结构的刺激压迫，从而缓解症状。而对于一些后纵韧带骨化程度比较严重的患者，可以考虑手术治疗，结合术后康复也能有较好的缓解症状。

（辛涛、郝强撰文）

## 第五节　寰枕畸形

### 一、什么是寰枕畸形

寰枕畸形是指枕骨底部及第一二颈椎发育异常，包括颅底凹陷、寰枕融合、寰枢椎脱位、小脑扁桃体下疝畸形，同时可合并脊髓空洞症。

### 二、寰枕畸形的临床表现

枕颈部以及上臂的疼痛，可伴有眩晕、耳鸣、复视、步态不稳和无力等，一些患者还可出现慢性高颅征、共济失调、锥体束征、后组颅神经和上颈髓脊神经麻痹，以及颈胸段的痛温觉分离，手部肌肉多有萎缩和畸形。

### 三、寰枕畸形的病因

多数先天性颅颈交界区畸形疾病，是小脑扁桃体下部疝入到椎管内，脑桥、延髓和第四脑室延长、扭曲并向椎管内移位，有些患者伴有脊髓空洞症。

### 四、谁更容易患病

发病的年龄高峰呈驼峰状，分别在 8～9 岁和 41～46 岁高发。既往研究认为，颅骨增生、颅底凹陷等原因导致后颅窝狭小，遗传因素、脑脊液压力差、残存的中央管出现畸形和脊髓空洞症等解释了部分原因。

### 五、寰枕畸形的诊断

常进行颈部 MRI 诊断，小脑扁桃体低于枕大孔≥5 毫米，部分合并脊髓空洞症形态改变比下降程度更重要（尖形、三角形、钉形），X 射线检查可明确有无寰枕脱位。

### 六、寰枕畸形的治疗

对于寰枕畸形及脊髓空洞症的治疗，国内外有不同的见解，其中包括药物、理疗等保守治疗，当保守治疗无效时可考虑行手术治疗，手术多采用枕下后正中入路枕下减压术。单纯的枕下减压，减压通常会破坏椎板、椎间关节从而影响颈椎的稳定性，术后患者短期内症状可以缓解，但随着时间的延长，不稳定的椎体可能会发生移位，造成椎管狭窄、脊髓受压，从而可能使症状进一步加重。如果采用枕下减压及枕颈固定融合术，则术后发生颈椎不稳定的概率很低，术后症状复发的概率也会大大降低。

### 七、总结

手术减压主要针对症状严重且持续时间较长的患者。手术干预可以缓解大多数症状及合并症，但保守治疗并不预示着疾病的恶化。对无症状的脊髓空洞症患者是否应该手术干预尚存在争议。

（陆云涛、郝强撰文）

# 脊髓栓系综合征

## 一、什么是脊髓栓系综合征

由于各种原因造成的脊髓纵向牵拉、圆锥低位、脊髓发生缺血缺氧性病理改变而引起的神经损害综合征。

## 二、脊髓栓系综合征的病因

与许多疾病有关，包括脊柱畸形、脂肪瘤、感染及肿瘤，甚至骶尾部的皮肤窦道、血管痣及毛发异常生长等。

## 三、脊髓栓系综合征的临床表现

下肢感觉运动功能障碍、畸形、大小便功能障碍等；感觉功能障碍，如腰痛或下肢痛等；神经运动功能，如一侧下肢活动不利等。

## 四、谁更容易患病

多见于新生儿和儿童，成年人少见，女性多于男性。根据发病年龄以及是否有手术史，可分为原发性及继发性。原发性脊髓栓系综合征的患者多见于婴幼儿，多由先天性因素引起，比如隐性脊神经管闭合不全畸形、显性脊柱裂、少见的多系统复杂性发育畸形等。继发性脊髓栓系综合征常与手术、炎症以及外伤后椎管内瘢痕形成、粘连有关，好发于成年人，常见于脊髓脊膜膨出修补术后及蛛网膜炎。

## 五、脊髓栓系综合征的诊断标准

MRI 是诊断脊髓栓系综合征的主要方法，它不仅可以明确有无脊髓栓系综合征，还可以了解并存的其他病理改变，如脂肪瘤、脊髓纵裂等。X 射线平片可以确定有无脊柱裂。结合大小便功能情况进行泌尿系 B 超和尿流动力学检查，以评价泌尿系受累程度及脊髓神经功能受损情况。

### 六、脊髓栓系综合征的治疗方法

手术是治疗该病的唯一手段。通过手术能消除脊髓的张力，以避免或减轻神经功能损害。手术能保护患者现有神经功能、改善损伤的神经功能。手术原则是在保证重要脊髓神经功能的前提下，最大限度地松解脊髓栓系，降低腰骶段脊髓和神经的张力。

### 七、总结

早期且彻底的栓系松解手术有利于改善总体预后，阻断疾病自然进展，并缓解已经出现的、可逆的症状；但对于症状出现时间较长、症状较重的患者，则效果欠佳。运动功能障碍及相关的肌肉萎缩患者，只有部分患者得到实质性的改善。

（辛涛、郝强撰文）

## 第七节　脊髓空洞症

### 一、什么是脊髓空洞症

脊髓空洞症是一种慢性、进行性的脊髓病变。病因不十分清楚，其病变特点是脊髓内形成管状空腔以及胶质增生。常好发于颈部脊髓。当病变累及延髓时，则称为延髓空洞症。

### 二、脊髓空洞症的病因

具体发病原因不明，经典的理论认为脑脊液因进入蛛网膜下腔通路受阻而不断冲击脊髓形成水锤效应。此外，较多学者认为脊髓管状空腔内的液体是由于蛛网膜下腔压力增大所致。

### 三、脊髓空洞症的临床表现

空洞随时间由内向外不断扩大，压迫并损伤脊髓神经组织，导致四肢力量逐渐减弱、背部、肩部、手臂及腿部僵硬，并出现慢性疼痛；也可出现头痛、温感觉消失、膀胱及括约肌功能丧失等表现。大部分患者病情呈缓慢进展，但也可能因咳嗽或者紧张等导致急性症状。

### 四、谁更容易患病

20～50 岁女性以及营养不良者一般容易患病。由于脊髓空洞症起病隐匿，进展缓慢，所以发病年龄普遍在 20～50 岁，女性多于男性。脊髓空洞症通常由先天性发育异常、脊髓损伤、肿瘤及占位病变等因素导致。

### 五、脊髓空洞症的诊断

目前主要使用 MRI 和 X 射线平片诊断，前者能充分显示脊髓空洞症的形态和脑脊液的循环情况，后者有助于发现骨性畸形。本病诊断依靠临床表现和详细的临床检查，诊断不难。

### 六、脊髓空洞症的治疗

手术治疗方面，对于偶然发现的无症状的脊髓空洞症是否手术目前没有定论，但一旦出现症状，建议早期手术，且多行后颅窝减压术。后颅窝减压术可有效解除压迫，部分缓解或稳定脊髓空洞症相关症状。骨性减压后加硬膜成形术可以更好地改善减压效果，但并发症处理仍需要谨慎。引流术一般不作为首选，只有在后颅窝减压术疗效不佳、脑室扩张明显或者脊髓空洞症属于偏心型等才考虑引流。

### 七、总结

多数无症状患者可保守观察。不同患者采用同样的手术方式术后疗效和并发症也存在较大差异。进一步明确脊髓空洞症的发病机制和制订合理的临床治疗方案需要更多长期的随访观察、更大量的临床对照性研究。

（陆云涛、郝强撰文）

# 硬膜下/外血肿

## 一、什么是硬膜下/外血肿

指出血发生于密闭的椎管内，血肿扩张会压迫脊髓或马尾，继而导致脊髓缺血和梗死，大量出血有可能造成重度神经损伤或截瘫。

## 二、硬膜下/外血肿的病因

关于急性硬膜下/外血肿发生的原因，目前确定的有：肝功、凝血功能障碍、高血压及长期应用非甾体抗炎镇痛药物（如阿司匹林、水杨酸等）等易导致出血。椎管麻醉过程中多次尝试硬膜外穿刺或置管以及使用抗凝或抗血小板治疗等。

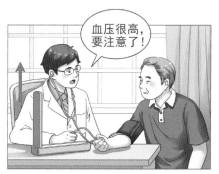

高血压可能导致硬膜下/外血肿

## 三、硬膜下/外血肿的临床表现

硬膜下/外血肿多发生在背侧，典型表现为突发性背部刺痛，同时有脊髓或神经受压的症状，随即发生疼痛部位以下不同程度的运动和（或）感觉障碍，严重者可发展为全瘫。

## 四、谁更容易患病

凝血功能异常，如药物诱发的凝血障碍、血小板减少、肾衰竭、子痫前期；高龄；女性；骨质疏松；脊柱异常；选择硬膜外麻醉而非腰麻，因为前者使用的针头更粗；使用多种影响凝血功能的药物；困难椎管内麻醉。老年人的脊柱异常（如椎管和椎间孔狭窄）发病率高，即使少量出血也可压迫脊髓或马尾，因此其风险更高。

### 五、硬膜下/外血肿的诊断

硬膜下/外血肿后神经功能恢复的好坏有赖于诊疗速度。一旦怀疑硬膜下/外血肿，推荐行急诊 MRI（若有禁忌或无此检测，则改用 CT）。血肿可能延伸到多节段，应始终对整个脊柱进行成像，即使是具有良好局部临床症状的患者。

### 六、硬膜下/外血肿的治疗

一经确诊，应立即行椎板减压术、血肿清除术。

### 七、总结

脊硬膜下/外血肿早期诊断与治疗对预后非常重要，如怀疑硬膜下/外血肿，应立即行 MRI 或 CT 检查。对于无条件早期做 MRI 检查者，应严密观察，及时调整治疗方案。从症状开始到手术时间间隔与神经功能恢复程度呈负相关。

（邓兴力、郝强撰文）

---

**第九节**　椎管内脊索瘤

### 一、什么是椎管内脊索瘤

脊索瘤起源于胚胎残留的脊索组织。在胚胎期间，脊索上端分布于颅底的蝶骨和枕骨，部分达到颅内面，并与蝶鞍上方的硬脑膜相衔接。脊索的下端分布于骶尾部的中央及旁边等部位。因此脊索瘤好发于这些部位，尤以颅底蝶枕部和骶尾部为最多见，脊柱型者次之。

## 二、椎管内脊索瘤的病因

脊索瘤是一种罕见的恶性骨肿瘤，可发生在中枢神经轴的任何地方。脊索瘤是一个独特的实体，它是由脊索残余物衍生的良性肿瘤。

## 三、椎管内脊索瘤的临床表现

疼痛是较早的症状，多由肿瘤扩大侵犯或压迫邻近重要组织或器官引起。位于骶尾部的肿瘤引起尾部疼痛，随后局部出现肿块，并逐渐长大，从皮下隆起，也可能向盆腔发展，压迫膀胱和直肠，引起尿失禁、便秘、坐骨神经痛等症状。在椎管周围有脊髓压迫者，可引起根性疼痛、截瘫以及大小便失禁等。

## 四、谁更容易患病

直系亲属患脊索瘤：同一家族中如果有多个成员患有脊索瘤，那么后代的发病风险更高。据报道，遗传性疾病如结节性硬化症的儿童患脊索瘤的发生率较高。与结节性硬化症有关的两个基因中任何一个发生突变，就可能会得脊索瘤。

## 五、椎管内脊索瘤的诊断

目前诊断脊索瘤主要依靠病理诊断，术前诊断主要依靠穿刺活检的病理结果。临床上可将脊索瘤误诊为神经纤维、结核、血管瘤等。

## 六、椎管内脊索瘤的治疗

由于脊索瘤对放射线不敏感，常规放疗通常只起到姑息性治疗的作用，放射外科的长期疗效不明确，外科手术仍是本病的最主要治疗方法。此外，放射治疗是手术治疗的补充，包括伽马刀、质子刀等。特别是质子刀可采用大剂量分割治疗，综合放射外科和常规放疗的优点，显示了安全性和有效性，适用于手术后神经血管重要区域的残余肿瘤。化疗药物一直被认为对脊索瘤没有明显的治疗作用，近年来，国外有文献报道将靶向药物应用于脊索瘤的治疗中。靶向治疗用于脊索瘤可能有较好的治疗前景。

## 七、总结

脊索瘤是少见的骨性肿瘤，它在组织学上属于良性肿瘤，但具有以下恶性特征：位置深，容易侵犯颅脑及重要神经血管；浸润性生长，多数无明显包膜；偶可发生转移；不易彻底切除，术后复发率接近 100%。因而一旦确诊颅底脊索瘤，即应按照恶性肿瘤对待。

（王亮、郝强撰文）

## 第十节　椎管内神经鞘瘤

### 一、什么是椎管内神经鞘瘤

椎管内神经鞘瘤是一种生长在脊神经表面的肿瘤。主要是由于脊神经鞘表面的神经胶质细胞异常增生形成的肿瘤，绝大多数属于良性肿瘤。

### 二、椎管内神经鞘瘤的病因

神经胶质细胞异常增生就会形成椎管内的神经鞘瘤，也就是在椎管内神经表面鞘膜上形成的一类肿瘤。而引起这种神经胶质细胞异常增生的病因还不十分明确，一小部分椎管内的神经鞘瘤见于神经纤维瘤病患者。

### 三、椎管内神经鞘瘤的临床表现

椎管内神经鞘瘤病程大多较长，胸段者病史最短，颈段和腰段者较长，肿瘤发生囊变或出血时呈急性过程。该病主要临床症状和体征为疼痛、感觉异常、运动障碍和括约肌功能紊乱。感觉异常的发生率达 85% 左右，疼痛的发生率接近80%。

### 四、谁更容易患病

椎管内神经鞘瘤是脊髓肿瘤中常见的良性肿瘤，约占脊髓肿瘤的 40% 左右，多见于 20～40 岁青壮年，发病率男性略高于女性。

### 五、椎管内神经鞘瘤的诊断

一般来说起病缓慢、病史长，首发症状多为肿瘤相应部位的根性疼痛，并且持续时间较长，脊髓半切症状多见。完善的 MRI 检查有助于明确病变位置以及影像学特点，病理检查可以对肿瘤进行最终诊断。

### 六、椎管内神经鞘瘤的治疗

显微神经外科手术是治疗椎管内神经鞘瘤的首选方案，对于无症状的轻症患者可采取保守观察，如有症状可采取手术治疗。

### 七、总结

大部分椎管内神经鞘瘤在手术全切之后，患者的神经功能障碍能够得到有效恢复，术前出现的神经症状也能够逐步缓解乃至完全消失。小部分椎管内神经鞘瘤属于多发性的，常见于神经纤维瘤病患者。对于这一类多发性的神经鞘瘤一般一次手术仅能切除一个或两个瘤灶，手术优先切除引起患者症状的责任瘤灶，如果病情允许，可以将术区的其他瘤灶一并切除。对于椎管内的多发病变，这类患者可能需要接受多次分期的手术治疗。

（包映晖、郝强撰文）

## 第十一节 脊髓胶质瘤

### 一、什么是脊髓胶质瘤

脊髓胶质瘤，顾名思义，是一种脊髓内的恶性肿瘤。脊髓胶质瘤与周围生理组织往往没有明显边界，表现为浸润性生长，导致脊髓增粗、肿胀。

## 二、脊髓胶质瘤的病因

确切病因尚不清楚，已经知道与某些遗传性疾病有关，如结节性硬化症和神经纤维瘤病。但是研究表明，该病的发生与以下因素也有关，包括获得性基因突变，例如肿瘤抑制因子 p53 与该病有关；暴露于电子辐射下，从而增加患病风险；年龄增长是另一危险因素。

## 三、脊髓胶质瘤的临床表现

脊髓胶质瘤的症状往往表现为发展快、程度重。首先是疼痛，其次以肢体的麻木无力和感觉功能障碍为主，后期一些患者逐渐出现大小便失禁，有的甚至造成瘫痪。

## 四、谁更容易患病

儿童青少年易患脊髓胶质瘤，60～80 岁有时也属高发年龄，如果头部经常接受治疗剂量放射性辐射也会增加发病概率，需要做好预防工作。

## 五、脊髓胶质瘤的诊断

目前诊断依据 MRI 检查，结合患者病史及临床表现得出诊断结论，最终以病理诊断为金标准。

## 六、脊髓胶质瘤的治疗

对于脊髓胶质瘤的治疗尚无明确定论。目前以手术治疗为主，明确病理结果，在最低程度损伤脊髓功能的前提下，尽量切除肿瘤。术后根据病理结果以及分子检测结果，结合放疗、靶向治疗，给予患者综合性的治疗干预措施。

## 七、总结

脊髓胶质瘤患者的预后取决于肿瘤的组织学分类、肿瘤的位置、诊断阶段和手术切除的范围，和术前脊髓功能成正相关。星形细胞瘤手术全切率较低，患者的预后在很大程度上取决于肿瘤分级和症状持续时间。

（张弩、郝强撰文）

# 室管膜瘤

## 一、什么是室管膜瘤

室管膜瘤是起源于脊髓中央管室管膜细胞，呈膨胀性生长，多见于颈段或颈胸段，是成人常见的脊髓髓内原发性肿瘤。多数肿瘤与正常脊髓组织之间有可分辨的界限，在肿瘤两端多可见囊变，多属良性肿瘤。

## 二、室管膜瘤的病因

室管膜瘤从病因上来讲并不十分明确；从组织来源上来讲，室管膜瘤主要来源于脊髓中央管的室管膜细胞的异常增生，所以一般位于脊髓中央的位置。

## 三、室管膜瘤的临床表现

一般有神经根症状、感觉障碍、运动障碍等。

## 四、谁更容易患病

发病平均年龄大约是 40 岁，并且男性略多。室管膜瘤好发于颈段，约占所有室管膜瘤的 67%。

## 五、室管膜瘤的诊断

常用 MRI 进行诊断，最终诊断需要结合病理结果确定。

## 六、室管膜瘤的治疗

室管膜瘤是一种常见的髓内肿瘤。虽然手术风险较髓外肿瘤风险高，但是由于室管膜瘤边界比较清晰，可以通过神经外科手术进行全切，并且治疗效果也比较理想。病理结果显示恶性者，需要进一步辅助放疗。

## 七、总结

室管膜瘤是一种具有挑战性的肿瘤，手术切除仍是治疗的主要手段。手术技术高超及成功经验丰富的神经外科医生对提高患者生存率和生活质量有重要作用。

（朱永坚、周云帆撰文）

# 肠源性囊肿

## 一、什么是肠源性囊肿

肠源性囊肿又称神经管和原肠囊肿，是胚胎发育时由来源于前肠的胚胎残余组织异位，在椎管内破坏中胚层而导致的先天性疾病。临床上比较少见。

## 二、肠源性囊肿的病因

胚胎发育时由来源于前肠的胚胎残余组织异位，在椎管内破坏中胚层的产生。

## 三、肠源性囊肿的临床表现

症状多为囊肿所在部位的脊神经根性疼痛，以双侧颈痛者多，颈部活动受限和颈部抵抗等。约一半患者症状呈反复发作，即有中间缓解期和加重期，并伴发低热。部分患者呈急性起病，病情发展较快，常在短期内出现肢体感觉、运动障碍和括约肌功能障碍，尤其是运动障碍为多，呈现截瘫或四肢瘫。

## 四、谁更容易患病

本病好发于儿童和青少年，一般男童多于女童。

## 五、肠源性囊肿的诊断

常以 MRI 为首选检查，影像学特点需要与蛛网膜囊肿、脊髓空洞症等相鉴别。

## 六、肠源性囊肿的治疗

手术切除是本病唯一的有效治疗方法，因此一旦确诊，应及时手术。手术宜用显微外科技术，仔细分离粘连，并保护好脊神经和脊髓。如将囊肿完全切除，常可取得满意的疗效。

如将肠源性囊肿囊壁切除干净，可以达到治愈；当囊肿完全位于脊髓腹侧时，可能由于切除困难残留囊壁，术后可能复发。

（朱永坚、周云帆撰文）

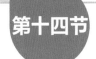

# 脊髓畸胎瘤

## 一、什么是脊髓畸胎瘤

脊髓畸胎瘤比较罕见，是椎管内胚胎组织异位性肿瘤，因胚胎发育过程中残存的胚层细胞发展而成，含有三个胚层结构，有的合并其他先天畸形，如脊柱裂、腰背部皮肤和软组织异常。

## 二、脊髓畸胎瘤的病因

畸胎瘤是最常见的生殖细胞肿瘤，来源于胚胎性腺的原始生殖细胞。大多数由多胚层组织构成，为良性，畸胎瘤有时可见骨、软骨、毛发、脑或脊髓组织。

## 三、脊髓畸胎瘤的临床表现

常引起双下肢不全瘫痪，直肠括约肌功能障碍，膀胱功能障碍，性功能障碍。

## 四、谁更容易患病

本病常发生于儿童及青年女性。

## 五、脊髓畸胎瘤的诊断

结合患者临床表现以及查体，判断是否合并有皮毛窦，MRI 检查比较容易确诊，最终以病理结果为金标准。

（朱永坚、周云帆撰文）

# 11

# 周围神经性疾病

# 面神经麻痹

## 一、什么是面神经麻痹

面神经麻痹又称特发性面神经瘫痪、特发性面瘫、Bell 麻痹、面神经炎，指面神经运动纤维发生病变所造成的面瘫。最常见于 15 ~ 45 岁人群。

## 二、面神经麻痹的诊断

肌电图检查可作为诊断的标准。面神经麻痹一般不影响听阈，但镫骨肌反射可能下降或消失。

颅脑影像学检查作为重要的鉴别诊断依据，可以排除肿瘤及其他原因导致的面神经麻痹。

## 三、面神经麻痹的临床表现

面神经麻痹最显著的症状是面部表情肌瘫痪，表情肌瘫痪发生突然、进展迅速，在 2 天内达高峰，伴随症状可能有听觉过敏、泪液减少和味觉改变。患者表现为眼睑不能闭合、不能皱眉、鼓腮漏气等，可伴有听觉改变、舌前 2/3 的味觉减退以及唾液分泌障碍等临床特点。

## 四、面神经麻痹的治疗

### 1. 药物及物理治疗

1) 皮质类固醇激素治疗。

2) 抗病毒治疗。

3) 神经营养药：维生素 $B_1$、维生素 $B_{12}$、甲钴胺等。

4) 理疗及针刺。

5) 防止暴露性角结膜炎：可戴眼罩、点眼药水等。

### 2. 手术

面神经松解减压术。

## 五、总结

面神经麻痹又称特发性面神经瘫痪，检查手段主要有肌电图检查及影像学检查。诊断后需早期干预治疗，治疗方式主要为药物治疗及手术治疗。

（李德志、周云帆撰文）

<br>

**第二节**　腕管综合征

## 一、什么是腕管综合征

腕管综合征是常见的周围神经卡压性疾患，是由正中神经在腕部的腕管内受卡压引起。无论是腕管内的内容物增加还是腕管容积减小，都可导致腕管内压力增高。病因主要为创伤如手或腕反复运动、使用震动性手动工具、对腕管直接施压等；全身性疾病如肥胖、结核、多发性骨髓瘤等也会导致腕管综合征。女性发病率高于男性。

## 二、腕管综合征的症状

1）正中神经支配区（拇指、食指、中指和无名指桡侧）感觉异常和/或麻木。夜间手指麻木很多时候是腕管综合征的首发症状，许多患者均有夜间手指麻醒的经历。患者手指麻木可通过改变上肢姿势或甩手得到一定程度的缓解。

2）手无力，特别是紧握时。典型表现为无法打开罐子。

3）手或手指运动笨拙、不灵巧：系纽扣、拉拉链、穿内衣困难等。

### 三、腕管综合征的诊断

**1. 电生理诊断**

肌电图和神经传导学可以帮助鉴别腕管综合征与颈神经根异常和肌腱炎。

**2. 影像学检查**

除非怀疑占位性病变，否则不常规进行影像学检查。可进行腕部 MRI、诊断性超声检查。

### 四、腕管综合征的治疗

**1. 非手术治疗**

1) 休息。

2) 正中位夹板。

3) 激素注射。

**2. 手术治疗**

持续麻木、症状超过 1 年无缓解，感觉缺失，掌肌力量下降和萎缩等可行手术治疗。

常用腕管松解术，又称腕部正中神经松解术。对于双侧腕管综合征，通常对疼痛严重的一侧进行手术。对于双侧都很严重的患者，如果病程超过疼痛阶段，仅仅导致无力和麻木，则在状态较好的一侧手术。70%以上通过手术可达到满意疗效。

### 五、总结

腕管综合征是常见的周围神经卡压性疾患，是由正中神经在腕部的腕管内受卡压引起。检查包括电生理诊断、实验室检查和影像学检查。治疗主要包括非手术治疗和手术治疗。多数患者可采取保守治疗。

（李德志、周云帆撰文）

# 肘管综合征

## 一、什么是肘管综合征

因肘部创伤性关节炎而出现尺神经受压，在尺侧腕屈肌两头之间有一增厚的纤维带，压迫尺神经，称之为肘管综合征。肘关节骨折，肘外翻畸形，尺神经受牵拉或骨折复位不良，肘管内骨质不平，尺神经受到磨损；肘管内的血管瘤、腱鞘囊肿等占位病变；骨性关节炎，类风湿性关节炎，全身性疾病如糖尿病、麻风病等都可以导致肘管综合征。

## 二、肘管综合征的症状

早期患者常感到小指指腹麻木、不适。有时写字、用筷子动作不灵活。症状加重时，尺侧腕屈肌及无名指、小指指深屈肌力弱，手内在肌萎缩，出现轻度爪形指畸形。

## 三、肘管综合征的检查

1) 电生理检查。
2) 超声检查。

## 四、肘管综合征的治疗

### 1. 非手术治疗

患者应避免长期过度弯肘大于90度，同时为避免肘部创伤可使用肘垫。

### 2. 手术治疗

适用于手内在肌萎缩、保守治疗效果不佳者。

## 五、总结

保守治疗适用于患病的早期、症状较轻者。可调整臂部的姿势、防止肘关节长时间过度屈曲，避免枕肘睡眠。非类固醇抗炎镇痛药物偶尔可缓解疼痛与麻木，但不提倡肘管内类固醇激素封闭。手术治疗适用于手内在肌萎缩、保守治疗效果不佳者。

（李德志、周云帆撰文）

# 神经纤维瘤病

## 一、什么是神经纤维瘤病

神经纤维瘤病为常染色体显性遗传病，是基因缺陷使神经嵴细胞发育异常导致多系统损害。根据临床表现和基因定位分为神经纤维瘤病 1 型（NF1）和 2 型（NF2）。1 型主要特征为皮肤牛奶咖啡斑和周围神经多发性神经纤维瘤，外显率高，基因位于染色体 17q11.2。2 型又称中枢神经纤维瘤或双侧听神经瘤病，基因位于染色体 22q11.2。

## 二、神经纤维瘤病的症状

### 1. 皮肤症状

1）皮肤牛奶咖啡斑：几乎所有病例出生时可见，形状大小不一，边缘不整，不凸出皮面，好发于躯干非暴露部位。

2）大而黑的色素沉着提示簇状神经纤维瘤，位于中线提示脊髓肿瘤。

3）皮肤纤维瘤和纤维软瘤。

### 2. 神经症状

主要由中枢、周围神经肿瘤压迫引起，其次为胶质细胞增生、血管增生和骨骼畸形所致。

1）颅内肿瘤听神经瘤最常见，双侧听神经瘤是 NF2 的主要特征。

2）椎管内肿瘤脊髓任何平面均可发生单个或多个神经纤维瘤、脊膜瘤，可合并脊柱畸形、脊髓膨胀出和脊髓空洞症。

3）周围神经肿瘤周围神经均可累及，马尾好发，肿瘤呈串珠状沿神经干分布，如突然长大或剧烈疼痛，可能为恶变。

### 3. 眼部症状

上眼睑可见纤维软瘤或簇状神经纤维瘤，眼眶可扪及肿块和突眼搏动，裂隙灯光可见虹膜粟粒橙黄色圆形小结节，可随年龄增大而增多，是 NF1 特有的表现。眼底可见灰白色肿瘤，视乳头前凸；视神经胶质瘤可致突眼和视力丧失。

#### 4. 常见的先天性骨发育异常

包括脊柱侧凸、前凸和后凸畸形、颅骨不对称、缺损和凹陷等。

### 三、神经纤维瘤病的诊断

1) X 射线：可发现骨骼畸形。

2) 椎管造影、CT 及 MRI：可发现中枢神经肿瘤。

3) 脑干听觉诱发电位：对听神经瘤有较大诊断价值。

4) 基因分析：可确定 NF1 和 NF2 类型。

### 四、神经纤维瘤病的治疗

#### 1. 神经纤维瘤病 1 型

1) 视神经胶质瘤：与非神经纤维瘤病的视神经胶质瘤不同，很少发生于视交叉（常累及视神经），常为多发，预后更好。大多数为非进展性，应定期随访，进行影像学（MRI 或 CT）检查。手术干预可能无法改变视力损害。因此，手术仅用于特殊病例即大型且形状不规则的肿瘤、压迫邻近结构等。

2) NF1 患者其他神经系统肿瘤的处理与一般患者相同：局灶性、可切除的、有症状的肿瘤应手术切除。NF1 患者的颅内肿瘤通常可能无法切除，化疗和（或）放疗可能比较合适，在颅内压增高时再进行手术治疗。当怀疑肿瘤发生恶变时（罕见，但肉瘤和白血病的发病率在增加），需行活检加内减压术或单纯活检。

#### 2. 神经纤维瘤病 2 型

1) 双侧听神经鞘瘤：当肿瘤较小时，保留听力的可能性最大。因此，应尽量切除较小一侧的肿瘤；如果该侧术后听力保留有效，则可考虑切除另一侧肿瘤，否则应尽可能长时间随访对侧肿瘤并进行次全切除术以防止全聋。立体定向放射治疗也是一种治疗选择。

2) 大多数 NF2 患者会出现耳聋。

3) 手术前应进行颈椎 MRI 检查以排除椎管内肿瘤，以免在其他手术或操作时椎管内肿瘤造成脊髓损伤。

4) 妊娠可能会加速听神经鞘瘤的生长，要予以关注。

## 五、总结

神经纤维瘤病的预后较差，根据临床症状决定行相应部位的外科治疗。随着对药物治疗的不断认识，有些患者的症状可以得到有效缓解，因此，患者需要积极门诊就诊，根据病情制订相应的诊疗策略。

（李德志、周云帆撰文）

---

**第五节 糖尿病周围神经病变**

### 一、什么是糖尿病周围神经病变

大约 50%的糖尿病患者会出现神经病变的症状，或在电生理诊断试验中显示神经传导速度减慢。神经性病变有时是糖尿病的首发表现。严格控制血糖可降低糖尿病周围神经病变的发生。

### 二、糖尿病周围神经病变的症状

#### 1. 原发感觉性多神经病变

为全身性，更易影响下肢。呈慢性进行性，表现为疼痛、感觉异常和感觉迟钝。感觉异常性股痛可能是最初的表现。

#### 2. 植物神经病变

累及膀胱、内脏和循环反射（导致体位性低血压），也可导致排尿障碍、腹泻、便秘、瞳孔对光反射受损。

#### 3. 糖尿病神经丛病变

近端神经病变，可能继发于神经血管损伤。

1) 发生于超过 50 岁患轻度 2 型糖尿病的患者，疼痛出现在臀部、大腿、膝盖前部，有时小腿内侧出现剧烈疼痛。股四头肌、髂腰肌无力，偶见于内收肌。膝腱反射消失。可能沿大腿内侧和小腿感觉缺失。疼痛常在数周内缓解，而无力的症状则持续数月。

2）糖尿病性肌萎缩也见于 2 型糖尿病患者，经常在被诊断为糖尿病后不久发现。表现为背、臀部、大腿或小腿出现深部痛或烧灼痛，伴新出现的刺痛发作，夜间最严重。有近端肌肉或远端肌肉进行性无力，常出现体重下降。膝腱反射消失或减弱。感觉缺失不明显。大腿的近端肌肉可能萎缩。

3）糖尿病周围神经病变和糖尿病肌萎缩非常相似，可能有亚急性起病的对称性下肢无力。

## 三、糖尿病周围神经病变的应对

1）严格控制血糖：严格控制血糖可降低糖尿病周围神经病变的发生率。

2）药物治疗：美西律、阿米替林、地昔帕明、辣椒素、帕罗西汀、加巴喷丁、普瑞巴林等。

## 四、总结

糖尿病周围神经病变是糖尿病常见的慢性并发症，是一组以感觉神经和植物神经症状为主要临床表现的周围神经病变。运动神经症状较轻。它与糖尿病肾病和糖尿病视网膜病变共同构成糖尿病"三联征"，严重影响糖尿病患者的生活质量。积极控制血糖是治疗本病的根本所在。

（李德志、周云帆撰文）